Schöner blasen

Axel Neustädter ist freier Autor. Er war Herausgeber der schwulen Erotik-Reihe *Loverboys*, für die er drei Romane verfasste. Dieses Buch führt die Ratgeber-Reihe fort, die er mit *Gaymasutra* und dem Analsex-Guide *Schöner ficken* begonnen hat.

Axel Neustädter

SCHÖNER BLASEN

Mehr Spaß beim Oralsex

BrunoBooks

Wir danken Jake Jaxson, RJ Sebastian und dem ganzen CockyBoys-Team herzlich für die gute Zusammenarbeit und die tollen Fotos.

SCHÖNER BLASEN

2. Auflage

Salzgeber Buchverlage GmbH
Prinzessinnenstraße 29, 10969 Berlin
buch@salzgeber.de

Umschlagabbildung: CockyBoys.com
(Models: Jake Bass)

Printed in Germany

ISBN 978-3-95985-140-4

»Es geht hier nur um einen Penis, richtig?
Er wird dir kaum mehr schaden als Rauchen.«
David Sedaris in Schöner wird's nicht

Hinweis

Ich habe mich beim Schreiben dieses Buches des Öfteren dabei ertappt, wie ich dachte: »Kannst du das jetzt wirklich so schreiben? Oder leistest du damit der Gefahr Vorschub, dass Leute über die Stränge schlagen?« Das war bei der »Blick ins Glas«-Übung auf Seite 70 der Fall, beim Mundspreizer von Seite 107 ebenfalls und letztendlich gilt es für das gesamte »Schlucken«-Kapitel ab Seite 166. Bei solchen Bedenken kommt dann schnell der Gedanke ans Weglassen auf – den ich eigentlich grundfalsch finde. Verschweigen hat Menschen noch nie am Dummheiten-Machen gehindert. Auch nicht beim Sex. Ich weise an dieser Stelle also noch mal ausdrücklich darauf hin: Sicher sind die meisten Dinge in diesem Buch aufs Nachahmen angelegt, aber nur solange es sich gut anfühlt und dabei nichts kaputtgeht – egal ob körperlich oder geistig. Wem das zu abstrakt und formelhaft klingt, sei mit der unmissverständlichen Formel der Marsch geblasen: Passt auf euch auf!

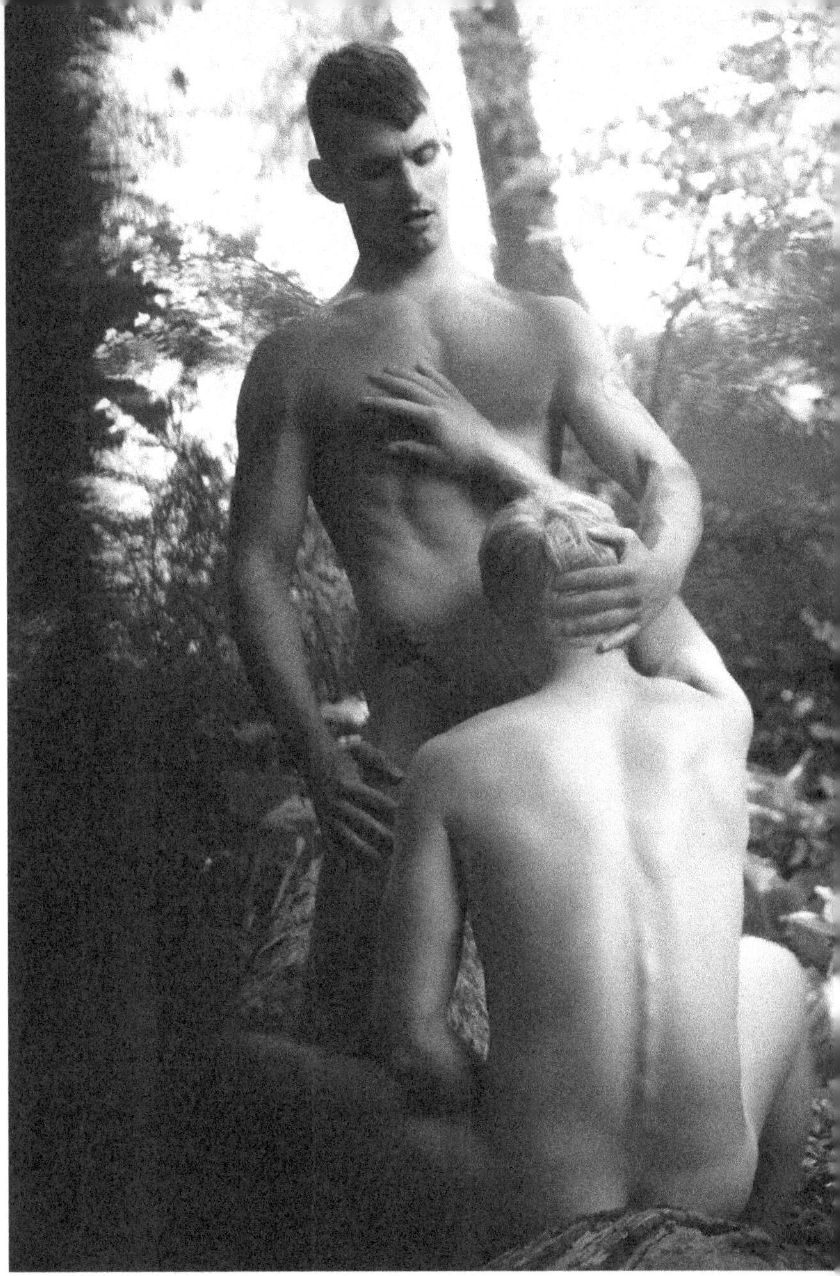

INHALT

Vorwort: Willkommen im Blowjob-Center 12

LUFT HOLEN!

Die genitale Sozialisation 16

Französisch für Anfänger – Grundkurs Blasen 20
1 Warum »Französisch«? 20
2 Wer ist beim Blasen passiv, wer ist aktiv? 21
3 Ist Blasen »safe«? 21
4 Wann ist der Einsatz von Gleitmitteln beim Blasen ratsam? ... 26
5 Warum muss man beim Blasen heulen? 28
6 Warum überhaupt blasen und nicht saugen? 29
7 Zu klein, zu groß, zu ungeschickt – gibt's das? 29
8 Wozu taugen Blowjob-Maschinen? 31
9 Sind Fellatio und Cunnilingus das Gleiche? 33
10 Welche Verletzungsgefahren gibt's beim Blasen? 34
11 Warum läuft einem beim Blasen das Wasser im Mund zusammen?. 41

Theoretische Prüfung: Finde deine Blowjob-Abteilung 42

MUND AUF!

Grundpositionen: Stellung beziehen 48

Welcher Blastyp bist du? 53
1 Lutscher 53
2 Fluffer 53
3 Würger 54
4 Schlucker 55
5 Lecker 56
6 Beißer 57

Equipment: Grundausstattung der Maulhelden und wofür sie gut ist . 58

Blowjob-Bootcamp aktiv 66
Übung 1: Blasen am Stiel 68
Übung 2: Blick ins Glas 70
Übung 3: Banana Blowjob 73
Übung 4: Gummi-Biss 75
Übung 5: Gurke reloaded 75
Übung 6: Blickdicht-Blickecht 77

Ran an den Schwanz – gewusst wie! 82

Dos & Don'ts beim Schwanzlutschen 90

Wunder der Technik: sechs Blowjob-Methoden für Aktive 93
1 Sloppy Style 93
2 Der Gimmick-Blowjob 93
3 Lippenbekenntnis 94
4 Der Devote 96
5 Blinder Passagier 96
6 Die Folter 97

Das Cockyboys-Blowjob-Interview: Levi Karter 99

Bonusmaterial: Blowjob-Spielzeug für Bläser 104
1 Beißschiene 104
2 Piercings 104
3 Cockring 104
4 Eiswürfel & Co. 105
5 Reis, Tic Tac & Co. 105
6 Kulinarisches 105
7 Mundspreizer 107
8 Dildo 107

AUGEN ZU!

Grundpositionen: Stell dich auf! 110

Welcher Schwanztyp bist du? 115
1 Rammler 115
2 Spritzer 116
3 Wichser 117
4 Entdecker 117
5 Genießer 118
6 Sensibelchen 119

Equipment: Die Grundausstattung der Ständerhelden 120

Blowjob-Bootcamp passiv 130
Übung 1: Die Feder 131
Übung 2: Feuchte Träume 132
Übung 3: Die Melone 135
Übung 4: Der Glasfick 136
Übung 5: Draculas Gebiss 137
Übung 6: Der Blindfick 139
Übung 7: Masturbatoren-Action 139

Ran an die Fickmäuler – gewusst wie! 142

Dos & Don'ts beim Blowjob-Empfangen 146

Wunder der Technik: sechs Blowjob-Methoden für Passive 148
1 Die Rute 148
2 Live-Kontest 148
3 Verpackungskünstler 148
4 Extended Play 149
5 Fütterung 149
6 Plugjob 149

Das Cockyboys-Blowjob-Interview passiv: Ricky Roman 151

Bonusmaterial: Blowjob-Gimmicks für Geblasene 156
1 Ein Loch für alle Fälle 156
2 Cockringe 156
3 Handycam 156
4 Tattoo & Piercings 157
5 Gürtel, Krawatten, Halsbänder 157
6 Wasser marsch! 157

RIMMING

Vom Blowjob zum Rimjob 160

Arschlecken deluxe – fünf Rim-Tipps 162
1 Anilingus & Co. 162
2 Sauberkeit 163
3 Safer Rimming 164
4 Techniken 165
5 Stutzen & kappen 165

SCHLUCKEN

Schluckimpfung – Betrachtung eines Phänomens 168

Sieben Cum-Play-Techniken, sieben Alternativen 170
1 Schlucken 170
2 Schneeballsystem 170
3 Felching 170
4 Gokkun 171
5 Eigensamen-Rolle 171
6 Kettenreaktion 173
7 Sperma-Doping 173

Mund zu – das Wort zum Schluss 174

Vorwort

Willkommen im Blowjob-Center

Genauso wie Ficken meist überschätzt wird, wird Blasen häufig unterschätzt. Damit wäre die nachvollziehbare Frage, wie man nach einem *Schöner ficken*-Ratgeber auf die Idee kommt, einen Gang zurückzuschalten und ein komplettes Buch dem Thema Blowjobs zu widmen, schon mal beantwortet. Aber es gibt noch einen weiteren Grund, warum ich mich dafür eingesetzt habe, dieses Buch machen zu dürfen: Meinen Beobachtungen zufolge ist Oralsex eine sexuelle Spielart, die erstens perfekt ins Dating-App- und Youporn-Zeitalter passt und zweitens stetig an Bedeutung gewinnt.

Während ich diese Zeilen schreibe, reißt man bei der Planetromeo-Usersuche mit den Stichworten »suck« und »fuck« gleichermaßen die 600-Treffer-Marke, während man unter »blasen« 201, unter »ficken« aber nur 141 Einträge findet. Okay, das muss erst mal nichts heißen. Aber wenn man bedenkt, dass eine britische »Sexual Health«-Umfrage aus dem Jahr 2012 Oralsex als gebräuchlichste Spielart von Männern, die Sex mit Männern haben, entlarvte (mit gemeinsamem Wichsen auf Platz 2 und Analsex auf Platz 3), während das Oralsex/Analsex-Verhältnis in einer US-Studie von 2011 gar bei 72,7 Prozent zu 37,2 Prozent lag, sieht das Ganze schon wieder anders aus. Zudem kann niemand leugnen, dass immer mehr Blowjob-Websites wie Suckoffguys.com oder CumPigMen.com aus dem Boden schießen. Auch etablierte Pornostudios wie Fratmen oder Treasure Island widmen der Vorliebe fürs »Cocksucking« längst eigene Spartenkanäle. Diese arbeiten neben der Verherrlichung der Schwanzlutscherei als solcher zugegebenermaßen wesentlich mit der Fetischisierung des Abspritzens und Schluckens von Sperma. Auch die ewige Faszination für das Phänomen »Bro Job« (das spielerische »Abmelken« von unterfickten Heteros, die es sich entweder von Leidensgenossen oder von einem willigen Homo besorgen lassen) spielt eine große Rolle. All das sind allerdings nur weitere Gründe, das Thema Blasen in all seinen Facetten neu zu betrachten und zu hinterfragen.

Mir persönlich geht es bei diesem Buch vor allem um eines: das Abchecken der eigenen Bedürfnisse und das Anerkennen des Blowjobs als vollwertigen sexuellen Akt. Das hat einen Grund. Bei Dates habe ich immer mal wieder das Gefühl, dass manche Kerle die Blaserei nur unkonzentriert und oberflächlich durchhecheln, weil sie meinen, sämtliche erektilen Reserven für die folgende Fickerei aufsparen zu müssen. Das ist verständlich. Wenn man sich zum Ficken verabredet, will man nicht schon beim Blasen sein sprichwörtliches Pulver verschießen. Andererseits: Es gibt nun mal Schwänze, die schlicht und ergreifend zu schade zum Durchhecheln sind. Und sehr häufig gehören diese Schwänze zu Kerlen, die hingebungsvolles Schwanzlutschen mehr zu schätzen wissen als einen übereilten Fick. Man sollte sich also nicht aus Pflichtbewusstsein des eigenen Genusses berauben. Oder um es in eine Formel zu gießen: Besser ein voll ausgekosteter Blowjob, als ein halbherziges Blas-Fick-Doppel. Außerdem resultiert das mangelnde Auskosten manchmal nur aus Unerfahrenheit. Denn auch Blasen will gelernt sein – gleichermaßen beim Empfänger wie auf Seiten des Bläsers. Betrachten wir die ersten drei Abschnitte dieses Buches also als Grundlehrgang, während die letzten beiden für Fortgeschrittene da sind. Wenn dabei für den einen oder anderen die Neuentdeckung einer Sexform herausspringt, die in der Routine des Alltags oft zur Durchgangsstation verkommt, würde mich das freuen. Wer ohnehin zu den Blowjob-Addicts dieser Welt gehört, dürfte so oder so seinen Spaß haben.

Oral ist bei Kerlen üblicher als anal. Verhältnis: 72 zu 37 Prozent.

Also: Mund auf, Augen zu und ... viel Spaß beim Lesen!

Axel Neustädter

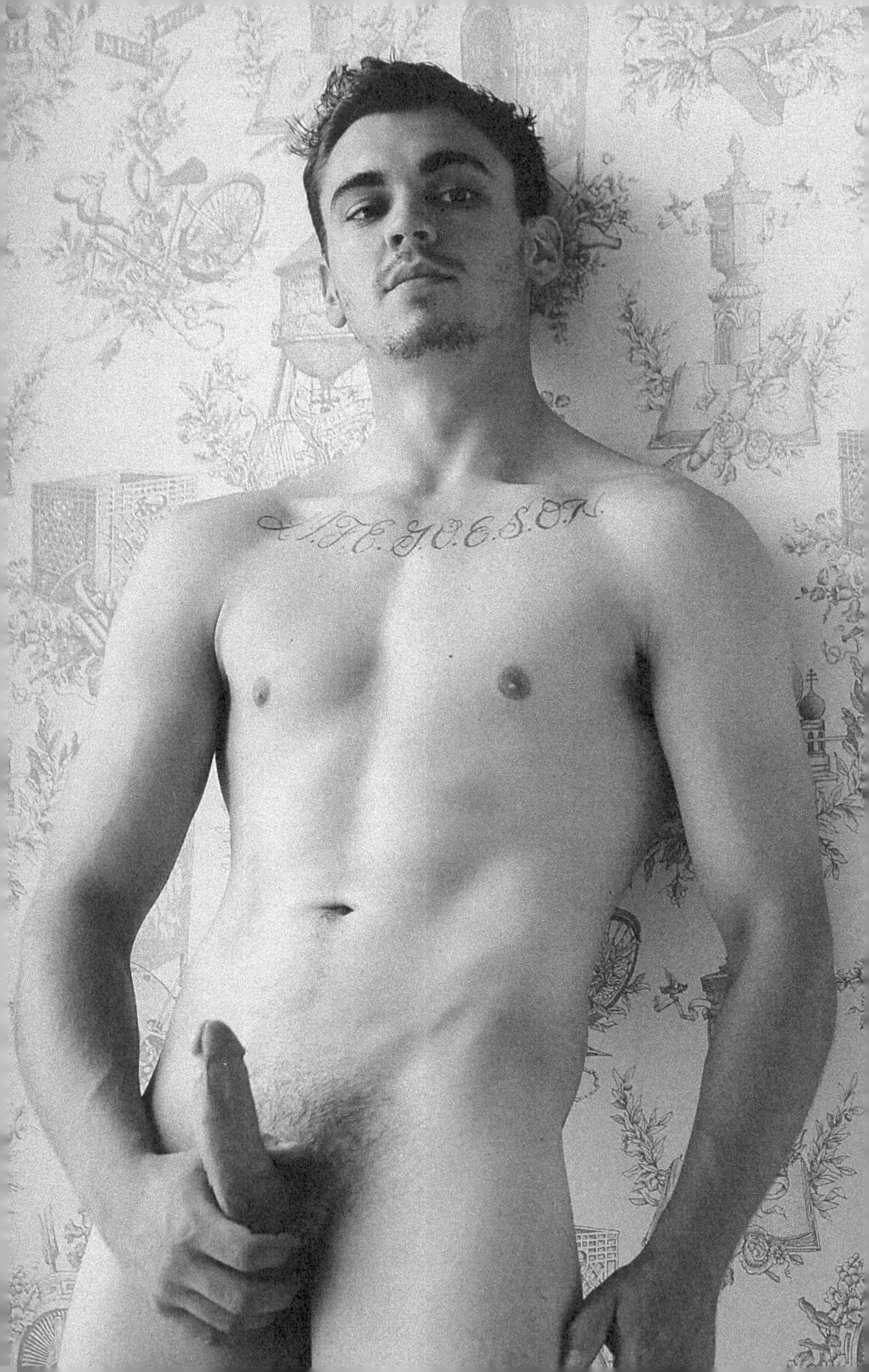

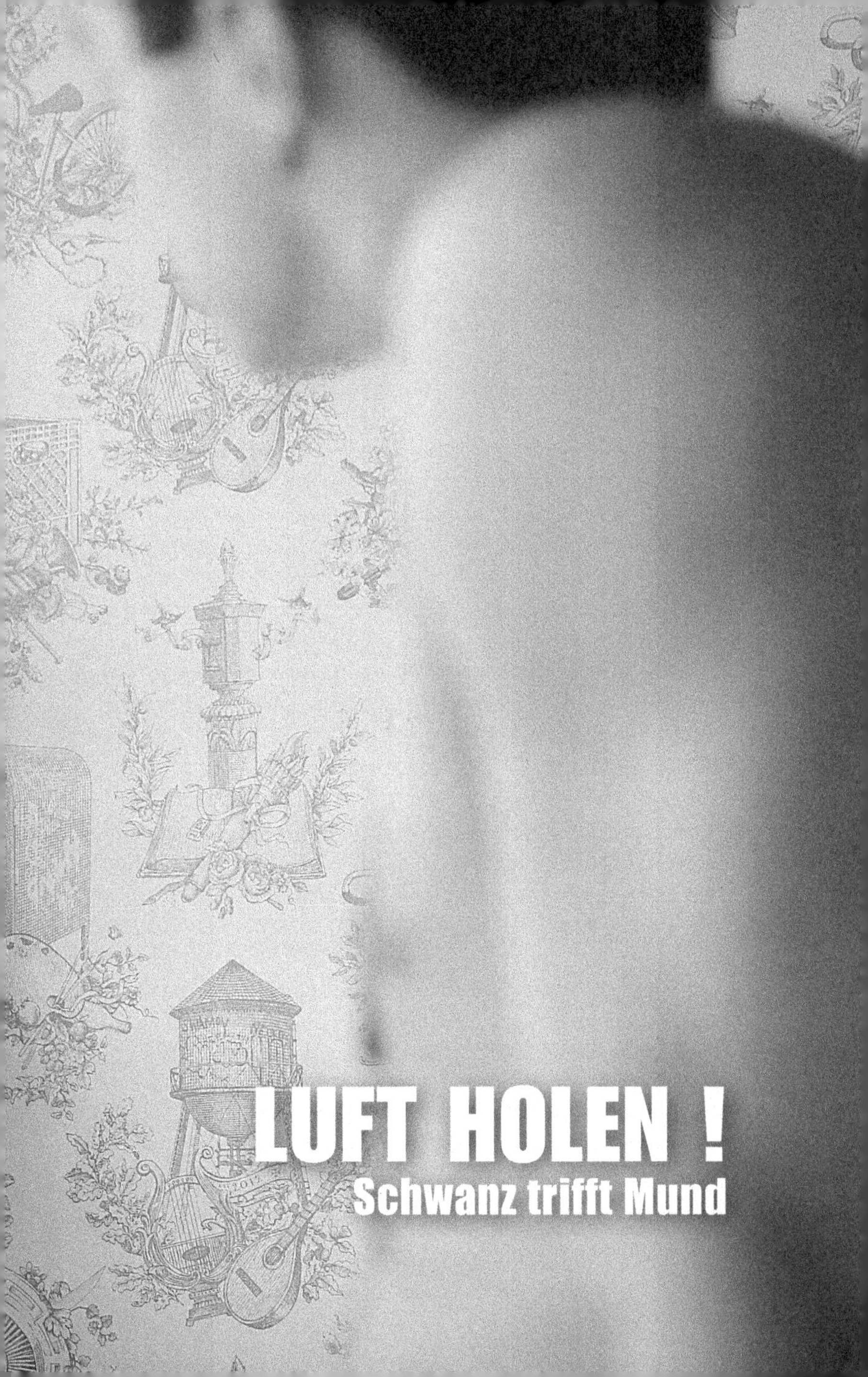
LUFT HOLEN !
Schwanz trifft Mund

Luft holen!

Die genitale Sozialisation

Bevor wir mit dem Schwänzeblasen anfangen, blasen wir erst mal das Ego auf. Denn wir sind hier unter uns. Und wir sind hier alle Champions. Weil eigentlich jeder Mann ein geborener Bläser ist.

Jetzt lachen diejenigen, die ein paar Dates mit untalentierten Blowjob-Stümpern hinter sich haben, erst mal laut auf, weil sie es besser wissen. Und die Blowjob-Stümper lachen hoffentlich mit, weil sie sich ihrer Unzulänglichkeiten bewusst sind, ohne darüber verbittert zu sein. Wer sich über mangelndes Blowjob-Talent mokiert, muss es schließlich erst mal besser machen. Und um Unzulänglichkeiten zu beheben, sind wir hier. Machen wir uns also erst mal klar, was für eine ungemein privilegierte Angelegenheit so eine mann-männliche Fellatio ist. Anders als bei Mann-Frau-Paaren treffen bei einem schwulen Blowjob zwei Parteien aufeinander, die jeweils ihr gesamtes bisheriges Leben Zeit dafür hatten, sich mit Schwänzen zu beschäftigen. Und zwar nicht nur in der Theorie, sondern auch in der Praxis. Weil jeder von ihnen selbst einen Schwanz hat.

Einige werden nun einwenden, dass sie nicht zur Fraktion der Schwanzanbeter gehören, weil sie mehr auf Ärsche stehen. Oder auf Lippen und Münder, was ein nachvollziehbarerer Grund für die Lektüre dieses Buches wäre. Mag auch alles sein. Ich maße mir trotzdem an zu behaupten: Auch die größte Arsch-, Lippen- oder Mundfixierung führt nicht an der Tatsache vorbei, dass jeder schwule Kerl im Laufe der Entdeckung seiner Sexualität eine Auseinandersetzung mit dem eigenen Penis durchmacht. Dafür sorgen die drei Stufen dessen, was ich gerne als genitale Sozialisation bezeichne.

▼ Erste Stufe

Auch wer sich in der Kindheit nie um seinen Schniedel gekümmert hat, lernt ihn spätestens durch erste Wichsereien neu kennen.

▼ Zweite Stufe

Auch wenn Wichserei schnell zur Routine werden kann, hinterfragt man Funktionalität und Qualität der eigenen Lunte spätestens dann neu, wenn erste sexuelle Kontaktaufnahmen zu Mitmenschen stattfinden.

▼ Dritte Stufe

Nicht zuletzt führt das Erschließen schwuler Infrastrukturen (und sei es nur über Online-Portale) zur Konfrontation mit dem ewigen Tauziehen Schwanzhunger gegen Schwanzinszenierung. Ein weiterer Grund, sich und seinen Schwanz neu zu positionieren.

Diese drei Stufen erleben manche sehr bewusst und andere eher beiläufig, fest steht aber, dass sie jeweils Entwicklungspunkte in der Beziehung zum eigenen Schwanz darstellen. Das ist ein bisschen wie in einer Freundschaft. Erst lernt man sich kennen, dann durchlebt man gemeinsam Situationen, in denen Treue und Loyalität auf die Probe gestellt werden, schließlich findet man heraus, wie groß die gemeinsame Szenekompatibilität ist. Wie harmonisch das Verhältnis ist, hängt durchaus davon ab, wie zufriedenstellend die einzelnen Phasen verlaufen. Die Beziehung kann auch zur Feindschaft werden. Aber wie auch immer sie sich entwickelt: Unser Verhältnis zu den Schwänzen anderer Männer wird dadurch beeinflusst.

Die Freundschaft Mann und Schwanz kann auch zur Feindschaft werden.

Wer ein außerordentlich inniges Verhältnis zu seinem eigenen Pimmel entwickelt, perfektioniert mit der Zeit für gewöhnlich dessen bestmögliche »Versorgung«, während ein durchschnittliches oder gar schlechtes Verhältnis zum eigenen Gemächt eher die Konzentration auf das bestmögliche »Bedienen« von Fremdschwänzen nach sich zieht. Herrje, hab ich jetzt wirklich von »Fremdschwänzen« gesprochen? So bezeichnen doch Ehefrauen die Latten ihrer Seitensprungpartner. Aber egal, der Ausdruck erfüllt auch hier seinen Zweck.

Um auf das Privileg der geborenen Bläser zurückzukommen: Die Tatsache, dass die dritte Sozialisationsstufe in der Regel die Aufteilung in Versorger und Bediener nach sich zieht, heißt nicht, dass man sich nicht jederzeit wieder auf die erste und zweite Stufe zurückbesinnen könnte. Wo die Perfektion der Blaskünste stagniert, kann man jederzeit die eigene Latte wieder ins Visier nehmen, um zu erforschen, was man ihr noch so alles Gutes tun kann. Und wo das Optimieren der eigenen Stimulationsmethoden an Grenzen stößt, kann man einfach die Seite wechseln, um zu erforschen, was andere Latten so alles aushalten. Im besten Fall findet dieser Austausch natürlich permanent statt. Nicht umsonst gilt die berühmte 69er-Stellung, bei der beide Partner simultan den Schwanz des anderen lutschen, als ultimatives Romantikideal. Als finales Ziel der genitalen Sozialisation könnte man somit eine vierte Stufe benennen, in der beide Positionen mit dem gleichen Lustgewinn ausgefüllt und genossen werden. Dank der privilegierten Voraussetzung des lebenslangen Schwanzstudiums durchaus kein unrealistisches Ziel. Aber jetzt konzentrieren wir uns erst mal darauf, den Blowjob-Stümpereien dieser Welt den Garaus zu machen. Dafür klären wir zunächst ein paar grundlegende Dinge bezüglich jener Sexualpraktik, die man gemeinhin als »Französisch« bezeichnet. Wieso eigentlich? Bitte umblättern, Champions!

Das finale Ziel der genitalen Sozialisation ist die 69er-Stellung.

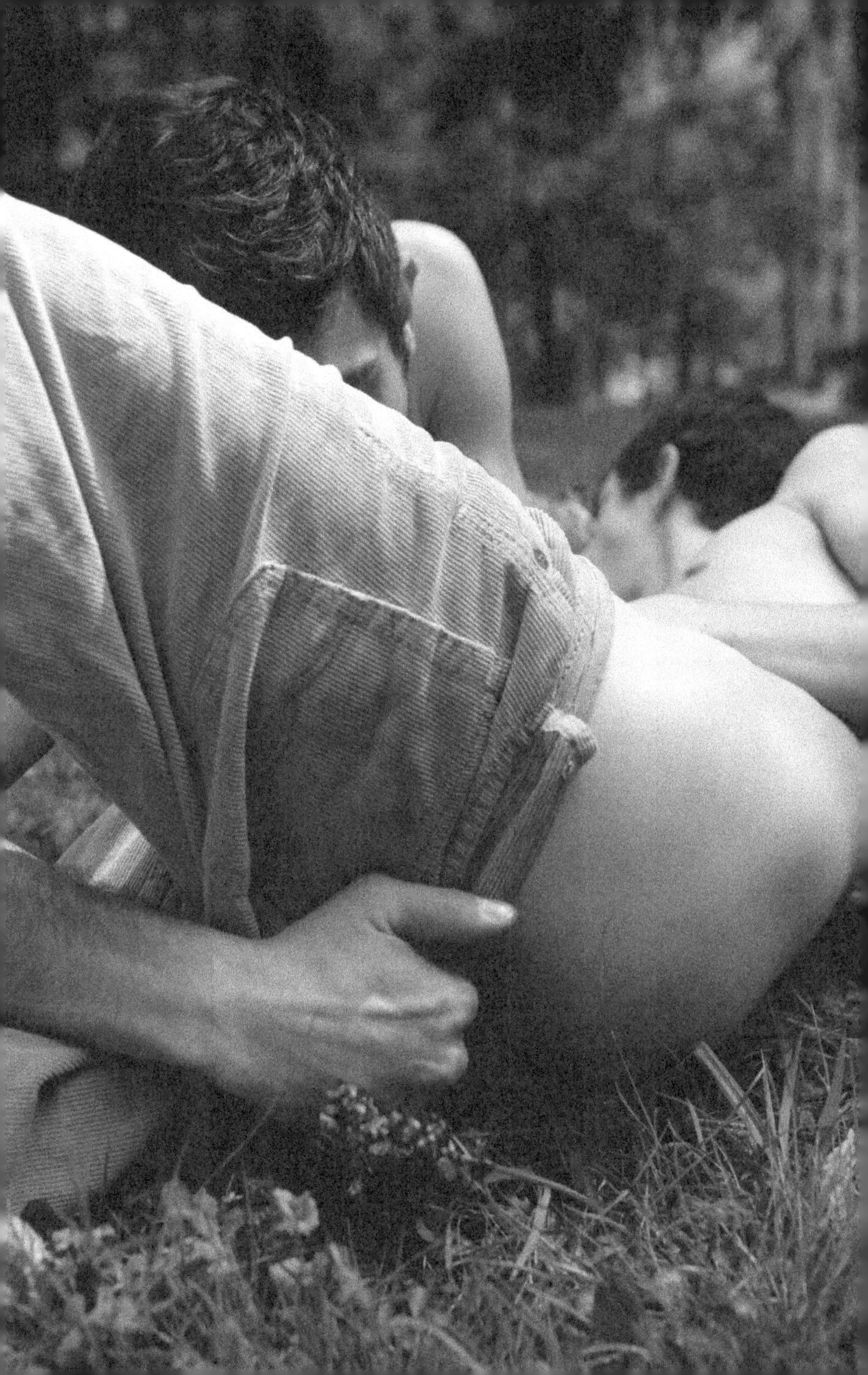

Französisch für Anfänger – Grundkurs Blasen

▼ Warum »Französisch«?

Diese Frage ist gleichzeitig banal und knifflig – weil es nicht nur eine Antwort darauf gibt, sondern diverse. Meiner Meinung nach überzeugt keine wirklich. Such dir also einfach das aus, was dir von den gängigsten Erklärungen am besten gefällt. Wir beginnen simpel und steigern den Anspruch stetig.

Theorie 1: Es heißt nur so, weil Griechisch, Spanisch, Englisch und Deutsch schon für Analsex, Tittenfick, Kniekehlenfick und Missionarsstellung reserviert waren.

Theorie 2: Paris gilt als Stadt der Liebe und steht in Frankreich stellvertretend für die ganze Nation. So wurde das Liebeskunststück Blowjob zur Französisch-Nummer erklärt.

Theorie 3: Fellatio ist die beliebteste Sexpraktik in Frankreich – eine These, die eine »Enquête sur la sexualité en France« aus dem Jahr 2008 zugegebenermaßen sogar bestätigte.

Theorie 4: Genau wie Oralverkehr im Islam bis heute zwar nicht verboten, aber doch verpönt ist, war er es bis ins 20. Jahrhundert hinein auch in westlichen Kulturen. Da der deutsche »Erbfeind« Frankreich und das »verdorbene« Paris stets einen extrem frivolen Ruf hatten, etablierte man das Französisch-Attribut als Schmähbegriff, um Oralverkehr zu diskreditieren.

Theorie 5: Die Syphilis galt im Mittelalter als »Französische Krankheit«. Sie führte dazu, dass viele Prostitiuierte präventionshalber nur noch Oralverkehr anboten. Wie wir gleich noch klären werden, eine hoffnungslose »Schutzmaßnahme«. Aber sie könnte dazu geführt haben, dass Oralverkehr ebenfalls als »französische« Spezialität galt.

▼ Wer ist beim Blasen passiv und wer aktiv?

Bezeichnend für die revolutionären Qualitäten des Blowjobs ist, dass er die üblichen Aktiv-passiv-Zuschreibungen auf den Kopf stellt. Ich bin selbst jahrelang durcheinandergekommen, wem beim Blasen welches Attribut zukommt. Inzwischen merke ich es mir mit folgender Faustregel: Die aktiven Bläser ficken meist passiv.

Will sagen: Wer gerne ausgiebig Schwänze lutscht, lässt sie sich meist auch in den Hintern schieben. Ein Passiv-Klischee mit einer aktiven Hälfte quasi. Die Definition geht davon aus, dass orales Einverleiben eines Schwanzes einen Akt des Nehmens darstellt, während es in analer Form einen Akt des Genommenwerdens markiert. Darüber, ob das in der Umsetzung immer so zutrifft, kann man wunderbar streiten – um Missverständnisse zu vermeiden, akzeptieren wir die Definition für dieses Buch aber einfach. Also noch mal zum Mitschreiben: Schwanzlutscher = Aktiver, Blowjob-Empfänger = Passiver

▼ Ist Blasen »safe«?

Ganz klares Nein. Denn auch wenn die Übertragung von HIV beim Blasen verhältnismäßig unwahrscheinlich ist, kann ein Blowjob diverse andere sexuell übertragbare Krankheiten nach sich ziehen. Die wichtigsten davon: Herpes, Hepatitis B, Tripper, Syphilis. Zu den Schutzmöglichkeiten komme ich gleich, vorher eine kurze Einordnung der einzelnen Infektionen.

Herpes: Herpes sind kleine juckende und brennende Bläschen, die bei Druck aufplatzen und infektiöse Flüssigkeit absondern. Sie können an den Lippen und im Mund sowie im Genital- und Anusbereich auftreten. Es wird zwischen zwei Virustypen unterschieden (Lippen- und Genitalherpes), deren Merkmale sich teilweise überschneiden. Eine genitale Infektion kann somit auch durch Lippenherpes begünstigt werden. Das Virus wird übertragen, wenn Flüssigkeit aus offenen Herpesbläschen mit den Schleimhäuten an Mund, Schwanz oder Anus in Kontakt kommt. Grundsätzlich ist eine Infektion kein

Riesendrama (Schätzungen zufolge tragen 90 Prozent der erwachsenen Menschheit das Lippenherpesvirus in sich, auch wenn es sich nur bei jedem dritten bis vierten bemerkbar macht), aber sie schwächt das Immunsystem und ist nicht heilbar. Wer einmal Herpes hatte, kann bei Stress, Ekel oder Krankheit also immer wieder Bläschen entwickeln. Deren Abheilen wird durch spezielle Salben aus der Apotheke beschleunigt, erfolgt sonst aber auch von alleine.

Hepatitis B: Der B-Typ des tückischen Leberentzündungsvirus wird am schnellsten von allen Hepatitis-Varianten übertragen (neben Blut und Sperma eben auch durch Speichel), ist aber vergleichsweise harmlos und heilt bei über 90 Prozent der Betroffenen von selber aus. Nur in 5 bis 10 Prozent der Fälle wird eine Infektion chronisch und schädigt dauerhaft die Leber. Man kann und sollte dieses Risiko von vornherein umgehen, indem man sich impfen lässt. Eine Hepatitis-Schutzimpfung besteht aus zwei, beziehungsweise drei Spritzen, die im Abstand von jeweils ein bis zwei Monaten gegeben werden. Danach ist man im Regelfall immun. Als Schwuler gehörst du zur Risikogruppe, für die diese Impfung kostenlos ist. Du solltest bei dieser Gelegenheit auch gleich gegen Hepatitis A mit geimpft werden (die vor allem beim Arschlecken übertragen wird).

Tripper: Ein Tripper (im Fachsprech Gonnorrhö oder GO) ist eine Infektion, die sich durch Schmerzen und eitrigen Ausfluss äußert und die vor allem die Harnröhre betrifft. Bei Nichtbehandlung führt sie zu Prostatabeschwerden, Nebenhodenentzündungen und Unfruchtbarkeit. Bei ungeschütztem Analverkehr kann auch der Analbereich betroffen sein, bei Oralverkehr der Rachen. Wer also Schmerzen beim Pinkeln, Stuhlgang oder gar Ausfluss hat, sollte zum Arzt gehen und sich per Abstrich Gewissheit verschaffen. Eine Behandlung mit Antibiotika führt normalerweise zu schneller Ausheilung, leider aber nicht zu Immunität.

Beim Oralverkehr kann man sich einen Tripper im Rachen zuziehen.

Syphilis: Ähnlich wie bei Herpes, aber mit viel heftigeren Folgen, äußert sich auch Syphilis zunächst durch Geschwüre im Penis-, Anus- oder Mundbereich. Das Berühren der Geschwüre, insbesondere bei austretender Flüssigkeit, ist hoch ansteckend. Nachdem sie abgeheilt sind, folgt nach ein paar Wochen eine zweite Erkrankungsphase mit Fieber und Hautausschlägen. Auch in diesem Stadium ist der Betroffene sehr infektiös. Danach ist häufig jahrelang Ruhe, doch die Infektion wütet im Innern weiter, greift die inneren Organe und Gefäße, das Knochengerüst, das Gehirn und das Nervensystem an. Bei Nichtbehandlung kann das tödliche Folgen haben. Wenn es also nur den geringsten Zweifel gibt, ab zum Arzt und einen Bluttest machen! Bei rechtzeitiger Behandlung mit Penizillin kann die vollständige Heilung erwirkt werden.

Über Sexkrankheiten reden heißt: Sexualfeindlichkeitsalarm. Oder?

Hätten wir das! Ich kann nicht verhehlen, dass in meinem Kopf bei der Aufzählung und Beschreibung derartiger Krankheiten und ihrer Merkmale die Sexualfeindlichkeitsalarmglocke zu schrillen beginnt. Schließlich haben solche Informationen auf den ersten Blick vor allem einen abschreckenden und damit lusttötenden Effekt, oder? Aber eben nur auf den ersten Blick. Es ist eine Frage der Aufgeklärtheit, in der Auseinandersetzung mit Risiken die befreiende Wirkung des bewussten Handelns zu erkennen.

Das ist eigentlich ganz einfach: So gut wie jeder, der seine ersten sexuellen Gehversuche in der schwulen Szene macht, ist früher oder später mal mit der Angst konfrontiert, dass er sich die eine oder andere sexuell übertragbare Krankheit zugezogen haben könnte – sei es nach einer schnellen Nummer mit einem Unbekannten, oder weil im Eifer des Gefechts das Kondom weggelassenen wurde oder gerissen ist. Der Inbegriff dieser Angst ist auch in Zeiten von HIV-Kombitherapien noch immer der Nerventerror, den sich jeden Tag Hunderte von Schwulen in aller Welt machen, wenn sie nach einer unsafen Fickerei eine PEP (Postexpositionsprophylaxe) beantragen oder auf das Ergebnis ihres HIV-Tests warten. Die etwas abstraktere Variante dieser Angst markieren die irritierenden Augenblicke, die unmittelbar bei Dates und Anonymficks passieren und die sich darin äußern, dass man sich mitten in der Nummer nicht mehr sicher ist, ob man sich gerade in die Risikozone begibt. So was passiert vor allem, wenn ein unerfahrener Kerl auf einen erfahreneren trifft, der ihn zu Handlungen ermuntert, über die der Erste bisher nie nachgedacht hat. Im besten Fall greift an dieser Stelle die Maxime »Mach ich erst, wenn ich mich selbst darüber informiert hab, worauf ich mich einlasse«. In der Realität führt Irritation aber leider oft zu Verunsicherung und daraus resultierender Mitläuferschaft. Wer will sich schon einem scheinbaren Sexprofi gegenüber als Anfänger outen? Und Spielverderber will man auch nicht sein. Hinzu kommt, dass Geilheit ein erstklassiger Verdrängungsbeschleuniger ist. Also macht man erst mal mit. Um hinterher in der zuvor geschilderten Nerventerror-Zwickmühle festzuhängen. Der Teufelskreis schließt sich.

Wer will sich schon vor einem Sexprofi als Anfänger outen?

Was ich damit verdeutlichen will: Je besser man informiert ist, desto seltener werden die Irritationsmomente. Wer weiß, was er tut und will, gerät nicht so schnell in Situationen, in denen er sich zu Handlungen überreden lässt, die er später bereut. Solltest du also zu den Jungs gehören, die schon beim Stichwort »sexuell übertragbare Krankheiten« angefangen haben, die Augen zu rollen und weiterzublättern, mach dir kurz klar: Bescheid zu wissen erspart dir viel Stress, führt zu mehr sexueller Selbstbestimmung und damit zu freierem Sex. Und jetzt blättere am besten noch mal zurück, beiß die Zähne zusammen und schau dir die Gefahren und ihre Merkmale doch noch an. Sich einmal wider Willen in der Theorie mit ihnen zu beschäftigen ist besser, als es aus der Position des Betroffenen heraus tun zu müssen. Ansonsten: Um das Blasen so safe wie möglich zu machen, halte dich einfach an die folgenden Regeln.

Die sechs Safer-Blowjob-Gebote

1. *Blase nie einen Schwanz, der optische Merkmale der zuvor genannten Infektionen aufweist, und schieb deinen Schwanz umgekehrt nie in ein Blasmaul, für das dasselbe gilt.*

2. *Wenn du selber nicht sicher bist, ob du eine Infektion hast, sei so fair und lass es mit dem Sex gut sein, bis du beim Arzt warst. Fang erst wieder damit an, wenn du sicher bist, dass du niemanden mit irgendwas anstecken kannst.*

3. *Wenn du dich selbst auch beim Blasen nur mit Gummi wohlfühlst, steh dazu, aber sag es deinen Sexpartnern vorm Date! Damit ersparst du möglicherweise euch beiden abtörnende Momente. Meinen Erfahrungen zufolge gibt es weder eine aktive noch eine passive Mehrheit, die auf Blowjobs mit Kondomen steht.*

4. *Mach dir grundsätzlich klar: Absolute Sicherheit gibt es nicht. Es hat also keinen Zweck, sich rückblickend auf dem Gefühl auszuruhen, alles richtig gemacht zu haben. Wenn du irgendwelche Zweifel an deiner Gesundheit hast, geh zum Arzt und befolge vorerst Gebot 2.*

5. *Du bist HIV-positiv oder willst mit einem Positiven Spaß haben? Wie bereits erwähnt, ist ein positiver HIV-Status beim Blasen grundsätzlich kein Problem. Schon gar nicht, wenn der positive Partner unter der Nachweisgrenze ist. Trotzdem bitte besonders Gebot 6 beachten!*

6. *Du stehst auf Spermaschlucken? Die gute Nachricht: Damit bist du alles andere als allein. Die schlechte: Schlucken ist der mit Abstand unsafste Teil einer Blowjob-Erfahrung. Bevor du es also zur Routine werden lässt, lies dir das vollständige „Schlucken«-Kapitel ab Seite 166 durch.*

▼ Wann ist der Einsatz von Gleitmitteln beim Blasen ratsam?

Normalerweise ist davon auszugehen, dass die natürliche Speichelproduktion (die beim Blowjob ohnehin angeregt wird) ausreicht, um eine Bläserei sowohl für den Aktiven als auch für den Passiven zur reibungslosen Geschichte zu machen. Wer trotzdem Zusatzschmiere verwendet, möge vorher die Packung oder Gebrauchsanweisung des Mittels der Wahl studieren. Wenn dort Hinweise à la »Nicht zum Verzehr geeignet« oder »Nur für äußere Anwendung« zu lesen sind, solltest du besser eine Alternative suchen. Vor allem sind Substanzen wie Melkfett oder Vaseline, die einige bei ungeschütztem Analverkehr einsetzen (Kondome werden von ihnen zersetzt), nicht für den oralen Gebrauch zu empfehlen, weil sie Mineralöle enthalten können. Außerdem sind sie sowieso nicht feucht genug, um beim Blasen hilfreich zu sein. Es bleiben herkömmliche Gleitgels, von denen für Oralverkehr die silikonbasierte Variante zwar nicht erwiesenermaßen schädlich ist, aber trotzdem jene auf Wasserbasis zu bevorzugen ist – je nach Belieben auch mit speziellen Lebensmittelaromen. Gründe für den Gebrauch können sein:

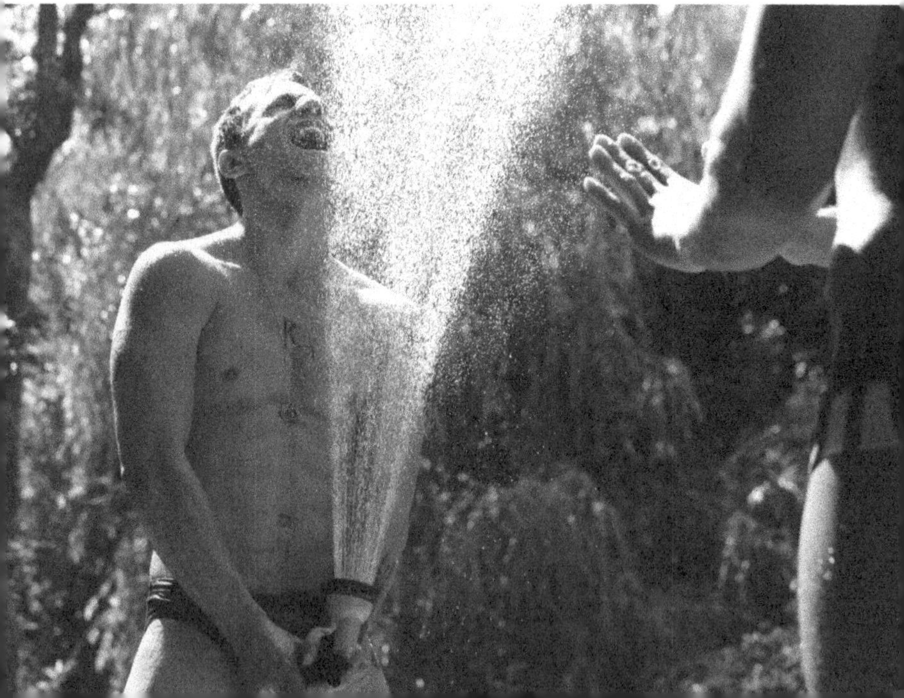

A) Ein trockener Mund / spröde Lippen auf Seiten des Aktiven
B) Extreme Berührungsempfindlichkeit auf Seiten des Passiven
C) Experimentierfreude oder das Verlangen nach Abwechslung
D) Abneigung gegen den Geschmack des zu leckenden Schwanzes
So weit, so objektiv. Ein paar Kommentare kann ich mir an dieser Stelle allerdings nicht verkneifen.

Zu Grund D: Wer wirklich meint, den Geschmack des Partnerschwanzes mit Aroma-Gleitgel übertünchen zu müssen, um den Blowjob genießbar zu machen, sollte den Passiven entweder schleunigst unter die Dusche schicken oder das mit dem Blasen gleich lassen. Wo die erotische Anziehung in so grundlegender Weise beeinträchtigt wird, ist lustvoller Sex meiner Meinung nach unmöglich.

Zu Grund C: Wer nicht aus Verzweiflung, sondern aus Spaß in die Hilfsmittelkiste greift, kann endlos laborieren. Die Geschmacksrichtungen reichen von Standards wie Erdbeer und Banane über die Partysorten Champagner und Piña colada bis hin zu Weihnachtseditionen mit Marzipanaroma. Ich persönlich finde sie allesamt ekelhaft und überflüssig, aber das ist ja zum Glück (haha!) Geschmackssache.

Zu Grund B: Wer wegen genitaler Berührungsempfindlichkeit auf Gleitgels zurückgreift, um die Reibung zu reduzieren, sollte auch die Blastechnik des Aktiven auf den Prüfstand stellen. Das ist besonders dann ratsam, wenn man keinen oder wenige Vorgängerpartner als Vergleichsgrößen parat hat. Wer die Hypersensibilität mit »aktverlängernden« oder »empfindungsreduzierenden« (sprich betäubenden) Substanzen kurieren will, denke bitte daran, dass deren Wirkung sich auch auf den Mund des Bläsers überträgt. In diesem Fall ganz besonders auf Verträglichkeit achten!

Zu Grund A: Mundtrockenheit (Mediziner sprechen von Xerostomie) hat unterschiedliche Ursachen – von Nervosität über Nebenwirkungen bei Medikamenten bis zum originären Krankheitsbild. Ist das Problem chronisch, kann mit synthetischen Speichelsprays nachgeholfen werden, die es rezeptfrei in der Apotheke gibt. Übliche

Hausmittel sind viel trinken, das Kauen von Kaugummis oder das Lutschen von Bonbons. Letztere sollten logischerweise vorm Oralverkehr ausgespuckt werden. Spröden Lippen oder eingerissenen Mundwinkeln kann man mit Fettstiften oder auch durch nächtliches Auftragen von Honig oder Olivenöl vorbeugen.

▼ Warum muss man beim Blasen heulen?

Manch einer wird diese Frage vielleicht nicht verstehen, wer sich aber mal an einem ausgiebigen Deep-Throat-Blowjob versucht hat, dürfte wissen, was gemeint ist. Wenn ein Schwanz wiederholt sehr tief in die Kehle eindringt, fangen irgendwann die Augen an zu tränen, und die Nase läuft. Sexromantiker erklären diese Reaktion mit »Ein toller Schwanz lässt mich vor Glück weinen«, aber das ist selten ernst gemeint und natürlich Unsinn. Die unromantische Wahrheit hat mit dem Würgereiz zu tun, den ein tiefer Blowjob auslöst.

Es ist ein normaler Schutzreflex des Körpers, dass der Rachenraum sich zusammenzieht, wenn ein Fremdkörper in die Luftröhre vorzudringen versucht. Die Folge: Wir würgen. Wenn das mehrmals hintereinander passiert, führen die Anstrengung und der Druck, die dabei entstehen, zu einer erhöhten Flüssigkeitsproduktion in den Tränendrüsen. Während durchschnittliche Mengen von Tränenflüssigkeit lediglich der Befeuchtung der Netzhaut dienen und ansonsten über die Nase abgeleitet werden, wo sie verdunsten, führt eine erhöhte Menge dazu, dass auch über die Augen Flüssigkeit abfließt. Dann heulen wir. Es wird dabei unterschieden zwischen »Reflextränen« und »Emotionstränen«. Letztere enthalten mehr Eiweiß, Kalium und das Glückshormon Serotonin. Ob beim Blasen die Reflex- oder die Emotionsmische abläuft, hat bisher noch niemand analysiert. Es liegt also an der Sexromantikerfraktion zu beweisen, dass Blowjob-Heulerei ein Gefühlsding ist. Bis dahin werden sie mit Blick auf den Würgereiz durch einen geschmacklosen, aber einleuchtenden Vergleich widerlegt: Auch heftiges Kotzen lässt unsere Augen tränen.

Lässt Blasen »Emotionstränen« oder »Reflextränen« fließen?

▼ Warum überhaupt blasen und nicht saugen?

Keiner weiß so genau, wann sich das missverständliche Wort »blasen« im Bezug auf Oralsex etabliert hat. Andererseits weiß jeder, dass es definitorisch Quatsch ist. Kein Mensch bläst einen Schwanz im Sinne von aufpusten. Zumindest nicht, wenn er es gut mit seinem Partner meint. Man müsste vielmehr von »saugen« oder »lutschen« sprechen. Trotzdem ist die Begrifflichkeit des Blasens ein internationales Phänomen. Im englischsprachigen Raum spricht man vom »Blowjob«, bei den Niederländern von »Pijpbeurt« (was man wörtlich mit »Pfeifenwartung« übersetzen kann), die Italiener machen den »Pompino« (»die Pumpe ansetzen«), die Franzosen eine »Pipe« (wieder »Pfeife«). Es gibt die Theorie, dass die verniedlichende Wortwahl aus Zeiten herrührt, in denen Sex ein großes Tabu war und das Reden darüber aus Scham mit indirekten oder zweideutigen Metaphern bestritten wurde. Klingt irgendwie plausibel. Warum wir in der heutigen, ach so offenherzigen Zeit immer noch auf den Metaphern festkleben, möge jeder auf seine eigene Weise erklären. Dass es schon mal eindeutiger ging, zeigt nicht zuletzt, dass der lateinische Begriff »Fellatio« sich von dem Verb »fellare« ableitet, das »saugen« bedeutet. Mal wieder ein Beweis dafür, dass die alten Römer uns in vielen Belangen um Längen voraus waren.

▼ Zu klein, zu groß, zu ungeschickt – gibt's das?

Wir sprachen vorhin schon über die Blowjob-Stümper, die an dieser Stelle vermutlich in die Kategorie »zu ungeschickt« fallen würden. Aber ich will ehrlich sein: Von den drei in der Frage genannten Attributen ist »zu ungeschickt« das einzige, von dem ich uneingeschränkt sagen würde: Nein, das gibt es nicht. Ungeschicklichkeiten kann man durch Übung kurieren, und selbst Grobmotoriker können mit einer ordentlichen Anleitung zu guten Bläsern werden. Übungen gibt es auf den folgenden Seiten. Es bleiben also noch »zu klein« und »zu groß« – was man im Zusammenhang mit Blowjobs sowohl auf Münder als auch auf Schwänze beziehen kann. Hier geht das Rennen mit 2:2 unentschieden aus.

Schwanz zu groß: Generell wird sich auch für den riesigsten Kolben irgendwo ein geeignetes Blasmaul finden, im Einzelfall kann es aber durchaus sein, dass der Schwanz eines Passiven zu groß für den Mund des Partners ist. Was nicht heißt, dass man im sprichwörtlichen Sinne die Flinte ins Korn werfen muss. Vielleicht kann der Aktive wenigstens an der Eichel saugen und den Rest mit Lecken, Wichsen, Massieren und viel Spucke erledigen. Ein guter Blowjob besteht nie ausschließlich aus Mundfickerei und nicht zwangsläufig aus Deep Throat. Mehr Anregungen liefert der »Arbeitsmaterial«-Abschnitt des »Mund auf«-Kapitels.

Mund zu klein: Wo Schwänze zu groß sein können, können Münder logischerweise zu klein sein. Dabei dürfte der Fall, dass tatsächlich die Mundöffnung als solche zu eng ist, eher selten eintreten. Nicht zuletzt deshalb, weil die Haut dort sehr dehnbar ist und sich eine Weitung durch bloßes Auseinanderziehen mit den Fingern erwirken lässt. Aber da sind ja noch der Kiefer und die Mundhöhle und der Rachen. Die können anatomisch tatsächlich ein sehr unterschiedliches Volumen aufweisen. Spätestens, wenn ein Blowjob nicht möglich ist, ohne dass die Zähne am Ständer kratzen, wird's schwierig. Auch hier: »Arbeitsmaterial«-Abschnitt im »Mund auf«-Kapitel checken.

Schwanz zu klein: Wie soll das denn gehen? Zwar gibt es in seltenen Fällen Mikropenisse, die in der Tat bei niemandem dafür sorgen werden, dass er den Mund voll hat, aber das heißt ja nicht, dass man sie nicht blasen kann. Man muss es gegebenenfalls nur etwas pointierter und vorsichtiger tun. Mit »vorsichtig« ist in diesem Fall die gezielte Stimulation einer kleineren Fläche gemeint. Mangelnde Größe mit besonderer Zerbrechlichkeit oder Empfindlichkeit gleichzusetzen, ist Quatsch. Der Passive wird sich schon melden, wenn's kneift.

Mund zu groß: Gibt es ebenfalls nicht. Auch vor dem größten Maul können sich die Lippen schließen, und auch die geräumigste Mundhöhle hat eine Begrenzung, an der sich ein Schwanz reiben kann. Wer Full-House-Feeling haben will, muss eben mehrere Schwänze schlucken. Kandidaten für dieses Experiment finden sich garantiert!

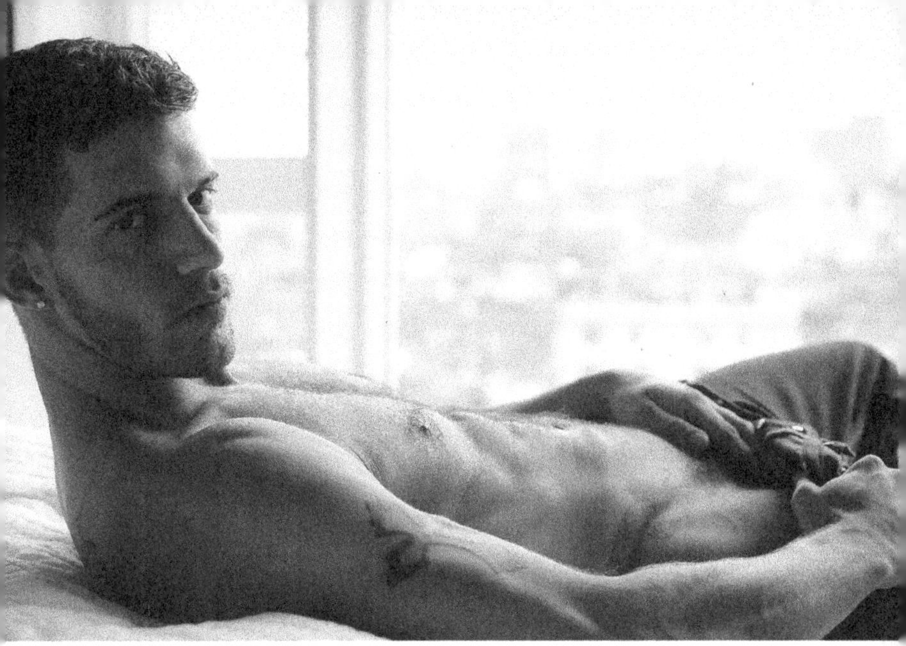

▼ Wozu taugen Blowjob-Maschinen?

Der Internet-Hype um die Einführung des Autoblow 2 im Frühling 2014 war ein Zeichen dafür, welche Faszination von Blowjobs ausgeht – selbst, wenn sie nur von einer Maschine getätigt werden.

Zu den Hintergründen: US-Anwalt Brian Sloan hatte im Frühling eine Crowdfunding-Kampagne bei Indiegogo gestartet, bei der er 45.000 Dollar für die Produktion einer Erfindung namens Autoblow 2 sammeln wollte. Anders als die meisten verfügbaren Masturbatoren dieser Welt kam die zylinderförmige Apparatur nicht nur mit schlauchförmigen Silikonmündern in drei Größen und jeder Menge Gleitgel daher, sondern auch mit einer motorbetriebenen Stimulationsspirale, die sich in drei individuell programmierbaren Geschwindigkeitsstufen unter den Silikonschläuchen vor- und zurückbewegte. Mit anderen Worten: Wer seine Latte in den gegelten Schlauch steckte und den On-Knopf betätigte, wurde von rhythmischem Auf und Ab empfangen, das die Saugbewegungen eines echten Blasmauls

»erstaunlich gut« imitierte. Ein Fall für den Mülleimer? Von wegen. Das Ding wurde zur Sensation. Als die Kampagne nach einem Monat endete, hatten Tausende Unterstützer das Projekt mit über 280.000 Dollar statt der angestrebten 45.000 finanziert, und als wenig später der Autoblow-Onlineauftritt in den Vorbestellungs-Modus schaltete, brach wegen der großen Nachfrage erst mal die Website zusammen. Seither hat Sloan das Sortiment um weitere Produkte erweitert (darunter einen Prostatastimulator mit garantiertem P-Spot-Kitzel) und verdient sich immer noch dumm und dusselig am Autoblow 2 – so wie es etablierte Masturbatorenhersteller wie Fleshlight oder Venga ebenfalls seit Jahren tun. Die anhaltende Massenkompatibilität von Blowjob-Maschinen wäre damit belegt. Es gibt also keinen Grund, sich dafür zu schämen, wenn man sie benutzt, oder sich davor zu scheuen, sie zumindest ausprobieren zu wollen. Um die Ausgangsfrage zu beantworten, muss man allerdings differenzieren. Es kommt drauf an, was man sich von der Maschine erhofft. Der Tauglichkeits-Check in sechs Punkten.

1 Du gibst selber am liebsten aktiv Blowjobs und willst von der Maschine lernen, wie du deine Technik verbessern kannst.
Vergiss es. Von technischen Geräten kann man keine Technik lernen.

2 Du willst vorm ersten passiven Blowjob mit der Maschine üben.
Lass es besser. Ein wesentlicher Teil der Aufgabe eines Blowjob-Empfängers ist die Kommunikation und das Eingehen auf den Bläser. Solche Fähigkeiten verlernt man mit einer Maschine eher, als dass man sie mit ihr schult.

3 Du kommst immer viel zu schnell, wenn dir jemand einen bläst, und willst dich mit der Maschine »abhärten«?
Warum nicht? Einen Versuch ist es wert. Nur eine Warnung: Versprich dir nicht zu viel von dieser Methode. Im stillen Kämmerlein bei den gleichförmigen Bewegungen eines Mechanismus die Kontrolle zu behalten, ist etwas völlig anderes, als den »unberechenbaren« oralen Künsten eines Partners zu widerstehen, der dich wirklich anmacht.

4 Du bist passiver Bläser, genervt, weil sich echte Kerle beim Blasen immer so zimperlich anstellen, und suchst Ersatz.
Sagen wir es so: Laut Brian Sloan hält der Autoblow-2-Motor 1.000 Stunden durch. Das heißt, du kannst dich von ihm knapp 42 Tage ohne Unterbrechung »blasen« lassen. Einen Menschen, der das schafft, wirst du nicht finden. Wenn dir also überdurchschnittliche Ausdauer und pausenlose Einsatzbereitschaft wichtiger sind als zwischenmenschliche Erotik, ist eine Maschine vielleicht wirklich ein guter Partner für dich. Pass aber auf, dass deine sozialen Fähigkeiten darüber nicht verkümmern.

5 Du willst gleichzeitig blasen und geblasen werden. Also holst du zum Blowjob mit deinem Freund die Maschine dazu.
Die Idee ist lustig, die Umsetzung aber ziemlich mühsam. Die erste Herausforderung ist, eine Position zu finden, in der man den Masturbator einigermaßen unter Kontrolle hat (dein Freund flach auf dem Rücken und du über ihm mit der Maschine unter dir funktioniert einigermaßen), außerdem beeinträchtigen der monotone Motorenrhythmus und sein ziemlich lautes Rattern die Konzentration. Eine Simultan-Bläserei kann man in der 69er-Stellung einfacher und besser haben.

6 Du willst einfach nur beim Wichsen Abwechslung haben?
Da haben wir sie endlich: Die einzig wirklich sinnvolle Begründung für die Anschaffung einer Blowjob-Maschine.

▼ Sind Fellatio und Cunnilingus das Gleiche?

Auf keinen Fall. Während die Fellatio das orale Verwöhnen des Penis bezeichnet, ist mit Cunnilingus das Lecken der weiblichen Scham (lateinisch »cunnus«) gemeint. Wo zwei Typen mit Schwänzen aufeinandertreffen, ist ein Cunnilingus also schlicht ein Ding der Unmöglichkeit. Sollte er trotz mangelnder Hetero-Ambitionen auf deine sexuelle To-Do-Liste gerutscht sein, kannst du ihn auch durch »Anilingus« – Arschlecken – ersetzen. Das kann man bekanntlich egal mit welchem Geschlecht machen.

▼ Welche Verletzungsgefahren gibt's beim Blasen?

Die wichtigsten Infektionsrisiken hatten wir bereits bei der Frage, ob Blasen safe ist, jetzt sind die akuten Blowjob-Unfälle an der Reihe. Die meisten davon werden zwar gerne dramatisiert, passieren in Wirklichkeit aber so gut wie nie. Ich werde sie an dieser Stelle trotzdem ansprechen. Und sei es nur, um ihnen den Schrecken zu nehmen. Grundsätzlich ist das Verletzungsrisiko beim Oralverkehr ziemlich gering. Wer die Don'ts beim Blasen auf Seite 91/147 beachtet, hat kaum etwas zu befürchten. Der Rest ist Schicksal, denn hundertprozentigen Schutz schafft nur Verzicht. Dafür sind wir nicht hier. Also Augen auf und durch!

VERLETZUNGSGEFAHREN BEI AKTIVEN

Ohnmacht und Ersticken

Vielleicht erinnern sich einige noch an den gescheiterten Weltrekordversuch von Blowjob-Expertin Lara Love. Ende Januar 2011 wollte die damals 23-Jährige hintereinander 250 Kerle durch Blasen zum Orgasmus bringen, musste aber nach 150 abbrechen, weil ihr immer wieder »schwarz vor Augen« wurde. Ich denke, die absurden Dimensionen dieses Falls sind ein guter Indikator für die Wahrscheinlichkeit einer Ohnmacht beim Blasen. Man muss schon wild übertreiben, um es so weit kommen zu lassen. Außerdem: Wenn sogar das bekloppte Fräulein Love es schafft, noch vor dem Kollaps auf die Signale des eigenen Körpers zu hören, wirst du es ja wohl erst recht schaffen. Wenn Du also zu Hyperventilation neigst, achte auf gleichmäßige Atmung. Und wenn dir schlecht, schummerig oder schwindelig wird, sag es deinem Partner und mach eine Pause. Was das Ersticken angeht: Im Zuge von Atemkontroll-Spielen, wie sie fortgeschrittene Sadomaso-Fans schätzen, wird beim Deepthroat-Blowjob gerne auch mal die Nase zugehalten. Dann kann tatsächlich Sense sein mit Luftholen. Aber wie gesagt: Das ist eine Praktik für Fortgeschrittene, die wissen, dass Sadomaso nur mit etwas Übung sowie viel Vertrauen und Verantwortung funktioniert. »Aus Versehen« passiert so was also nicht.

Eingerissene Mundwinkel

Diesmal ganz harmlos, aber dafür realistisch: Bei spröder Haut oder ausgetrockneten Lippen kann das Aufsperren des Mundes, das beim Blasen nun mal nötig ist, zu eingerissenen Mundwinkeln führen. Eine harmlose aber lästige Angelegenheit, die man am besten im Voraus verhindert. Ein Grund für trockene Mundwinkel können zum Beispiel Zink- und Eisenmangel sein, die man durch den Verzehr von Spinat, Haferflocken, Eiern oder Edamer-Käse ausgleichen kann. Ansonsten helfen Feuchtigkeitscremes und Pflegestifte dabei, die Haut wieder elastisch zu machen. Ist das Malheur bereits passiert, sollte man aufs Maulaufreißen eine Weile verzichten. Wenn die angegriffenen Stellen immer wieder einreißen, kann es zu unangenehmen Entzündungen kommen. Außerdem werden Infektionen wie Herpes begünstigt (die umgekehrt auch Auslöser für die Risse sein können).

Ausgerenkter Kiefer

Wenn dein Kiefergelenk nicht sowieso vorgeschädigt ist, ist es außerordentlich unwahrscheinlich, dass du dir beim Blasen eine sogenannten Kieferluxation zuziehst. Dabei rutscht der Gelenkkopf des Unterkiefers aus der Knochenpfanne des Oberkiefers, was dazu führt, dass du den Mund nicht mehr schließen kannst. Im Volksmund spricht man deswegen auch von »Kiefersperre«. So was passiert normalerweise bei plötzlichen Verrenkungen infolge von Unfällen oder heftigem Gähnen. Die Einrenkung sollte ein Arzt vornehmen, der den Unterkiefer mit dem »Handgriff des Hippokrates« in seine ursprüngliche Lage zurückbefördert. Das ist schmerzhaft, aber nicht wirklich gefährlich, und je schneller es passiert, desto weniger muss der Betroffene um Folgekomplikationen fürchten. Trotzdem wird der Kiefer danach in der Regel ruhig gestellt.

Noch eins: Eine Kiefersperre bemerkt man unweigerlich, und sie ist nicht mit kleinen Überdehnungen oder Zerrungen zu verwechseln. Wenn es beim übereifrigen Mundaufsperren oder sehr langen Sessions mal zieht oder knackt, hat das also nichts mit Ausrenkung zu tun. Trotzdem sollte man danach aufhören oder vorsichtiger zu Werke gehen. Man muss das Unglück ja nicht herausfordern.

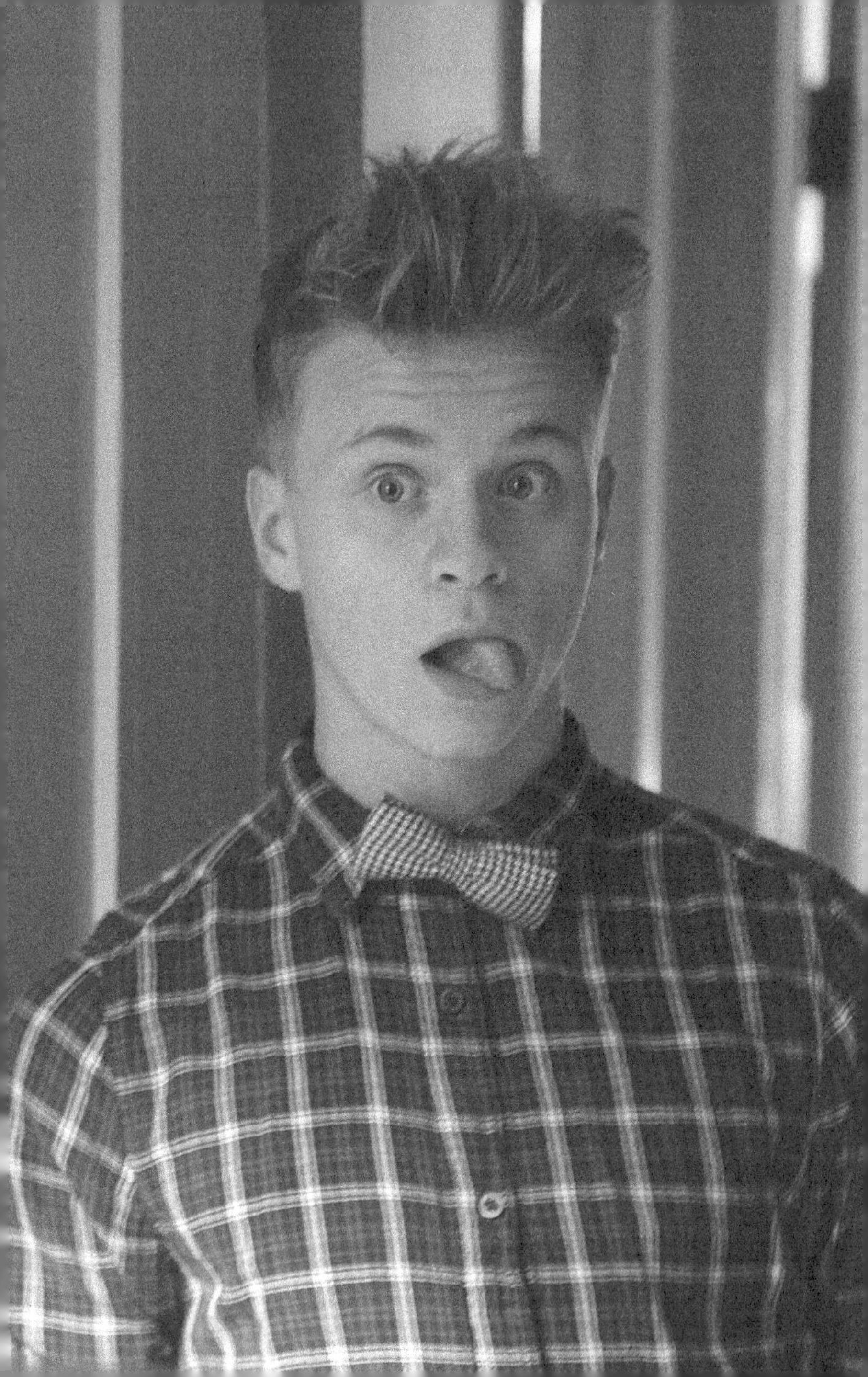

Zungenmuskelkater

Er ist keine Verletzung, aber er wird an ungewohnten Stellen häufig dafür gehalten: Muskelkater. Wer beim Blasen intensiv die Zunge einsetzt oder sich epischen Arschleckspielchen hingibt, ohne darin Routine zu haben, darf sich nicht wundern, wenn er am nächsten Tag beim Bewegen der Zunge leichte Schmerzen verspürt. Normalerweise geht das schnell vorbei, und man ist wieder voll einsatzfähig. Durch regelmäßiges Wiederholen der Leckspiele oder heimisches Zungenschlag-Training vor dem Spiegel erledigt sich das Problem auf Dauer sowieso.

VERLETZUNGSGEFAHREN BEI PASSIVEN

Schwanz ab!

Wer Paranoia schüren und Macho-Ängste kitzeln will, braucht nur das Wort »Kastration« zu brüllen, und schon kann er sich der Aufmerksamkeit in der männlichen Weltbevölkerung sicher sein. Mit dem Motiv des beim Oralsex abgebissenen Penis kann man folglich wunderbar Revolvermagazine füllen oder (wie Felice Picano in *Der Köder*) Krimihorror erzeugen. Um aber auf den Teppich zurückzukommen: Die Kerle, die sich in Internetforen ernsthaft mit Fragen wie »Sind Glory Holes gefährlich?« beschäftigen, sind doch irgendwie immer Pseudoheten, die Angst haben, dass »perverse Schwule« ihnen die Männlichkeit abzwacken könnten. Betrachten wir es also realistisch: Die wenigen Bissattacken, die bekannt sind, haben immer mit Notwehr oder Psychopathie zu tun. Außerdem wurde nie von einer vollständigen Abtrennung eines Blowjob-Schwanzes berichtet, weil so was mit den Zähnen schlicht nur mit ganz, ganz viel Ausdauer hinzubekommen ist. Also Schluss mit der Paranoia, meine lieben Machos!

Hodenrisse und Co.

Eierlutschen ist ein Bonusprogramm im Blowjob-Repertoire, das man uneingeschränkt empfehlen kann. Es erfordert aber auch ein gewisses Geschick auf Seiten des aktiven Bläsers. Was Beschaffenheit und Empfindlichkeit angeht, sind Hodensäcke nebst Inhalt mindestens genauso unterschiedlich wie Schwänze. Dass sich ein aktiver Bläser bei der Sackbehandlung ungeschickt anstellt und durch abruptes Herunterziehen der Eier für Schmerzen beim Passiven sorgt, ist also gar nicht unwahrscheinlich. Die berühmte Angst, die sich in solchen Fällen oft breitmacht – nämlich dass einer oder gar beide Hoden im Sack abgerissen sein könnten – ist trotzdem in den allermeisten Fällen unberechtigt. Hodenrisse, Hodenprellungen oder Hodentraumata bedürfen härterer Einwirkungen, als sie ein ungeschicktes Blasmaul bewirken könnte. Auch das Auslösen einer Hodentorsion (Verdrehung des Samenstrangs, die zur Unterbrechung der Blutversorgung und dadurch zum Absterben des Hodens führt) passiert gewöhnlich nicht beim Sex. Zudem bedarf sie der seltenen Veranlagung einer Überbeweglichkeit der Hoden.

Diese grundsätzliche Entwarnungsarie heißt aber nicht, dass du achtlos sein sollst. Wenn's beim Eierlutschen schmerzt, ist es kein Akt von Männlichkeit weiterzumachen, als ob nichts geschehen wäre. Macht eine Pause und wartet ab, was passiert. In den meisten Fällen wird der Schmerz bald nachlassen und die Lust zurückkehren. Wenn der Schmerz jedoch anhält, Übelkeit hinzukommt oder am Sack Rötungen, beziehungsweise Schwellungen auftreten, ab in die Notaufnahme oder zum Urologen. Gegebenenfalls muss dann operiert werden.

Blutergüsse / geplatzte Adern

Der Penis ist von Blutgefäßen durchwirkt. Sonst könnte er gar nicht steif werden. Allerdings: Überall, wo sich Venen und Arterien befinden, können sie auch beschädigt werden. Wenn das passiert, bilden sich Hämatome, also blaue Flecken. Auch am Schwanz. Wenn also (zum Beispiel beim Blasen) jemand zu fest zugepackt oder zubeißt, kann es sein, dass du ein »Veilchen« davonträgst. Viele merken das erst gar nicht und entdecken es erst beim späteren Duschen. Manchmal ist es auch erst nach Versteifung des Penis sichtbar. Wenn du keine (Druck-) Schmerzen oder sonstige Beschwerden hast, ist es meist harmlos und geht nach ein paar Tagen weg. Wird es schlimmer, ab zum Arzt!

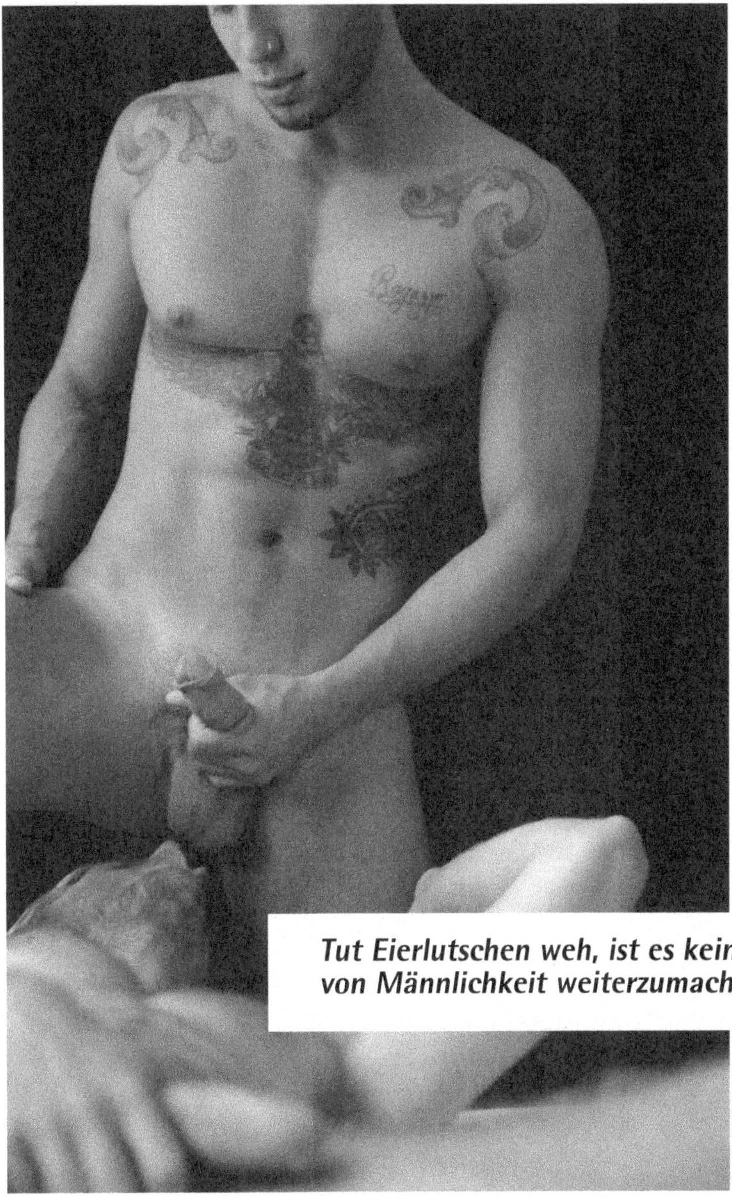

Tut Eierlutschen weh, ist es kein Akt von Männlichkeit weiterzumachen.

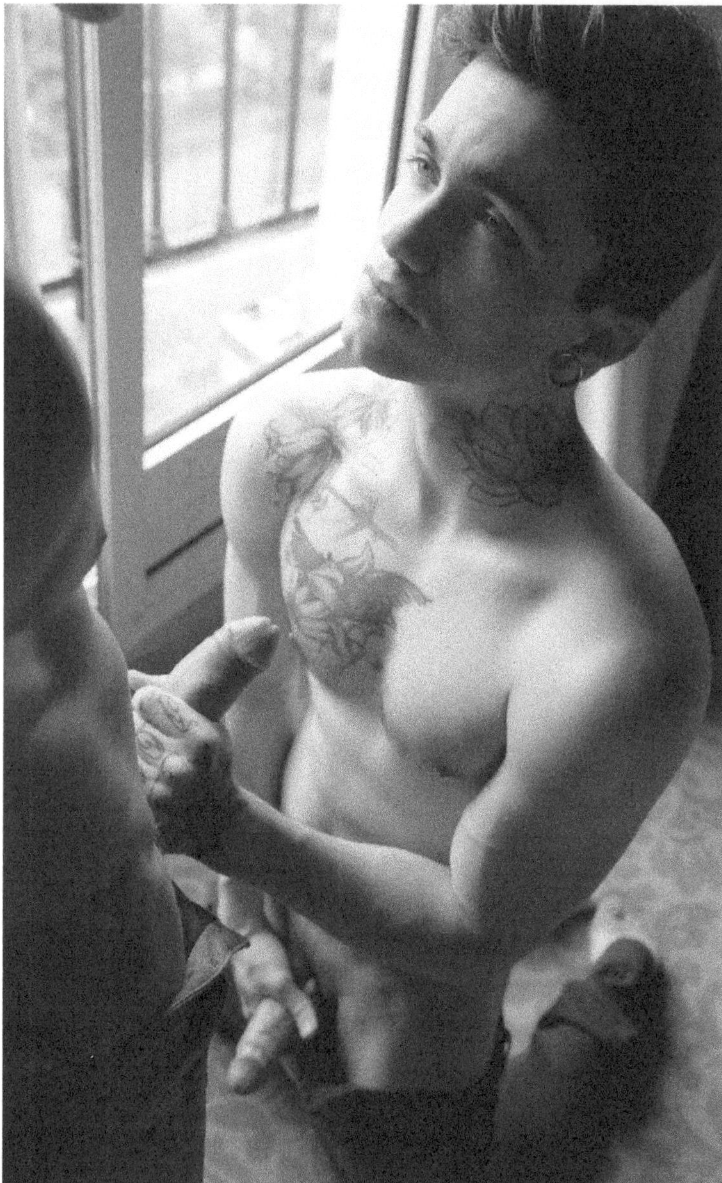

Quetschungen und Brüche

Dass Teile des Penis absterben oder brechen könnten, fürchten viele. Deshalb sorgen Storys wie die berühmten Penisbrüche des Dieter Bohlen bis heute für panisches Geschnatter in der Männerwelt. In Wirklichkeit sind sie unwahrscheinlich. Zumindest, wenn der Bläser keine bösen Absichten verfolgt und den Passiv-Ständer bewusst abknickt. Oder wie es der Hamburger Urologe Christian Aust in *Schöner ficken* formulierte: »Der Penis besteht aus drei Schwellkörpern – einer links, einer rechts und einer um die Harnröhre herum. Diese Schwellkörper sind sozusagen Blutschwämme, die von relativ harter Haut umgeben sind. Wenn diese Haut infolge von Erschütterungen (Abklemmen, hart irgendwo gegenstoßen) einreißt, hat das zur Folge, dass das Blut aus den Schwellkörpern ausläuft. Je nach Größe des Risses, sieht der Penis danach aus wie eine Fleischwurst – blau, groß, wabbelig. Damit muss man normalerweise sofort ins Krankenhaus und es muss genäht werden. Aber es ist äußerst selten.«

Über die Penisbrüche des Dieter Bohlen schnattert die Männerwelt bis heute.

▼ Warum läuft einem beim Blasen das Wasser im Mund zusammen?

Speichel hat für den menschlichen Körper folgende Funktionen: Er soll den Mund sauber halten, die Einnistung von Keimen verhindern und die Verdauung erleichtern. Da seine Produktion vom vegetativen Nervensystem gesteuert wird, reicht manchmal schon der Geruch oder der Anblick einer appetitlichen Speise, um die Säfte zum Fließen zu bringen. Der Körper bereitet sich damit aufs Verdauen vor. Hat ein Schwanz also den gleichen Effekt wie eine appetitliche Speise? Eher nicht. Vielmehr ist die erhöhte Produktion von Speichel beim Blasen auf die Stimulation der Mundhöhle zurückzuführen, wie sie auch beim Essen/Kauen erfolgt.

Theoretische Prüfung: Finde deine Blowjob-Abteilung

1: Bei dem Satz »Mund auf!« denkst du ...

... an den nächsten Zahnarztbesuch.

... darüber nach, wie man ihn dominant rüberbringt.

Was gibt's denn da zu denken? Ich gehorche.

2: Spucke, die auf Schwanzhaut trifft, riecht für dich ...

... einfach nur geil.

... gewöhnungsbedürftig.

Hä? Was soll denn da großartig riechen?

3: Zum Wichsen gebrauchst du in der Regel ...

... nur die Hand und meine Fantasie, ggf. Pornos.

... Spucke oder Gleitgel, damit's besser flutscht.

Ich spar mir meinen Saft lieber für's nächste Date.

4: »Blasmaul« ist für dich ...

... ein Kompliment.

... irreführend. Nicht jeder, der eins hat, bläst auch gut.

Eine Anmache, die garantiert *nicht* zieht!

5: Deine Meinung zu Masturbatoren lautet:

Wer's nötig hat!

Passt schon. Aber wehe, dir geht das Gleitgel aus!

Probieren würd ich schon gern mal einen.

6: »Anrotzen« ist für dich ...

... in Ordnung, solange ich es selber tue.

... beim Sex ein Muss. Ich liebe es.

... ein inakzeptabler Ausdruck von Verachtung.

7: Am Glory Hole findet man dich ...

... auf den Knien mit offenem Mund.

... mit Latte am Loch in der Hoffnung, dass wer anbeißt.

... gar nicht. Blasen ohne Blickkontakt find ich ungeil.

8: Welcher Aussage stimmst du am ehesten zu?

Blasen ohne Ficken ist wie Porno ohne Schwänze.

Wer Schwänze liebt, liebt auch Blasen.

Erst ein ausdauernder Blowjob ist ein guter Blowjob.

Testauswertung: *Fertig angekreuzt? Dann zur Auswertung. Sie geht so: Hinter jeder Antwort steht ein Tiersymbol. Die gezeigten Tiere unterscheiden sich darin, dass sie entweder vornehmlich in der LUFT, im WASSER oder an LAND leben. Zähle, welches Element bei dir am häufigsten vorkommt, dann lies in der zutreffenden Kategorie weiter.*

▼ LAND-TIERE

Die Frage, ob du beim Blasen passiv bist, würdest du normalerweise mit Ja beantworten – wenn dir nicht das Wort »passiv« widerstreben würde. Denn du bist ja ein aktiver Hengst, oder? Jedenfalls scheinst du im Laufe deiner genitalen Sozialisation ein inniges Verhältnis zu deinem Schwanz entwickelt zu haben und großen Wert darauf zu legen, ihn möglichst oft irgendwo reinzustecken. Dabei bist du nicht wählerisch, dafür aber ungeduldig. Ungeübte Bläser haben bei dir schlechte Karten. Damit wären wir am Knackpunkt. Dass es auf der Welt eine Menge ungeübte Aktive gibt, muss man dir sicher gar nicht erzählen, wohl aber, dass man nicht jedem Anfänger gleich einen Tiefkehlenfick abverlangen kann. Sei nachsichtig mit ungeschickten Bläsern und nutz deine eigene Ausdauer, um ihnen die Augen und Mäuler zu öffnen. Oft zahlt sich das am Ende aus. Und noch eine Frage: Könnte es sein, dass deine eigene Erfahrung beim Schwänzelutschen begrenzt ist? Um die Fehler deiner Partner besser einordnen zu können, kann es nicht schaden, mal die Seiten zu wechseln – und sei es nur zu Recherchezwecken. Deine sonstigen Fähigkeiten verfeinerst du im »Augen zu!«-Kapitel ab Seite 108.

▼ WASSER-TIERE

Du hast ein nüchternes Verhältnis zu deiner Sexualität. Das hat Vorteile, denn es bewahrt dich davor, über die Stränge zu schlagen. Andererseits führt es aber auch dazu, dass du etwas versnobt bist. Die Kombination aus Sich-nichts-sagen-lassen-wollen und Nicht-besonders-einfallsreich-sein ist eine sexuelle Sackgasse. Denk über diesen Satz mal nach ... Schon fertig? Und nicht beleidigt? Na gut, dann ist es doch nicht so arg mit dem Snobismus. Vielleicht ist deine Affinität für Blowjobs schlicht und ergreifend nicht besonders hoch, weil du noch keinen hattest? Weil die bisherigen nicht so aufregend waren? Weil du lieber fickst? Gründe dafür kann es viele geben, aber wesentlicher ist, ob sie einen Hinderungsgrund darstellen, sich mehr mit dem Thema Oralsex auseinanderzusetzen. Wenn das so ist, kann man nichts machen. Andererseits hast du es bis zu dieser Stelle in einem Buch namens *Schöner blasen* geschafft. Das legt den Gedanken nahe, dass zumindest der Wille da ist, die große Lust zu wecken. Ob du dabei lieber aktiv oder passiv sein willst, beantwortest du entweder spontan selbst, oder du zählst nach, welche Tierzeichen abgesehen von den WASSER-Tieren bei deiner Testauswertung in der Mehrzahl waren. LAND-Tiere lesen auf Seite 108 weiter. Geschöpfe der LUFT blättern einfach um.

▼ LUFT-TIERE

Eigentlich bist du überqualifiziert für dieses Buch. Wenn dein Appetit auf Penisse wirklich so groß ist, wie es deine Antworten erahnen lassen, kann man dir in Sachen Ständerschlucken nichts vormachen. Obwohl ... Gier ist nicht gleich Genuss, und eine große Klappe nicht immer ein Qualitätsversprechen. Vergiss in deinem unbändigen Schwanzhunger also nicht die Kerle, die an den Schwänzen dranhängen. Es kann nicht schaden, dir und ihnen zwischendurch ein paar Atempausen zu gönnen. Wenn man nicht gerade auf einer Bukkake-Orgie die Stute gibt, kann man es ruhig mal langsamer angehen lassen. Wenn man es doch tut, sollte man diese Erfahrung mit ein paar blasfreien Tagen sacken lassen. Das schützt vor Getriebenheit und Aushöhlung. Diesen Rat mögen sich zumindest suchtanfällige LUFT-Tiere zu Herzen nehmen. Der Rest möge sich über seine Affinität für's Blowjob-Fach freuen und seiner Überqualifizierung im »Mund auf«-Kapitel ab der folgenden Seite versichern. Die Lust am Blasen macht ja vor der Theorie nicht Halt. Also: Umblättern, bitte!

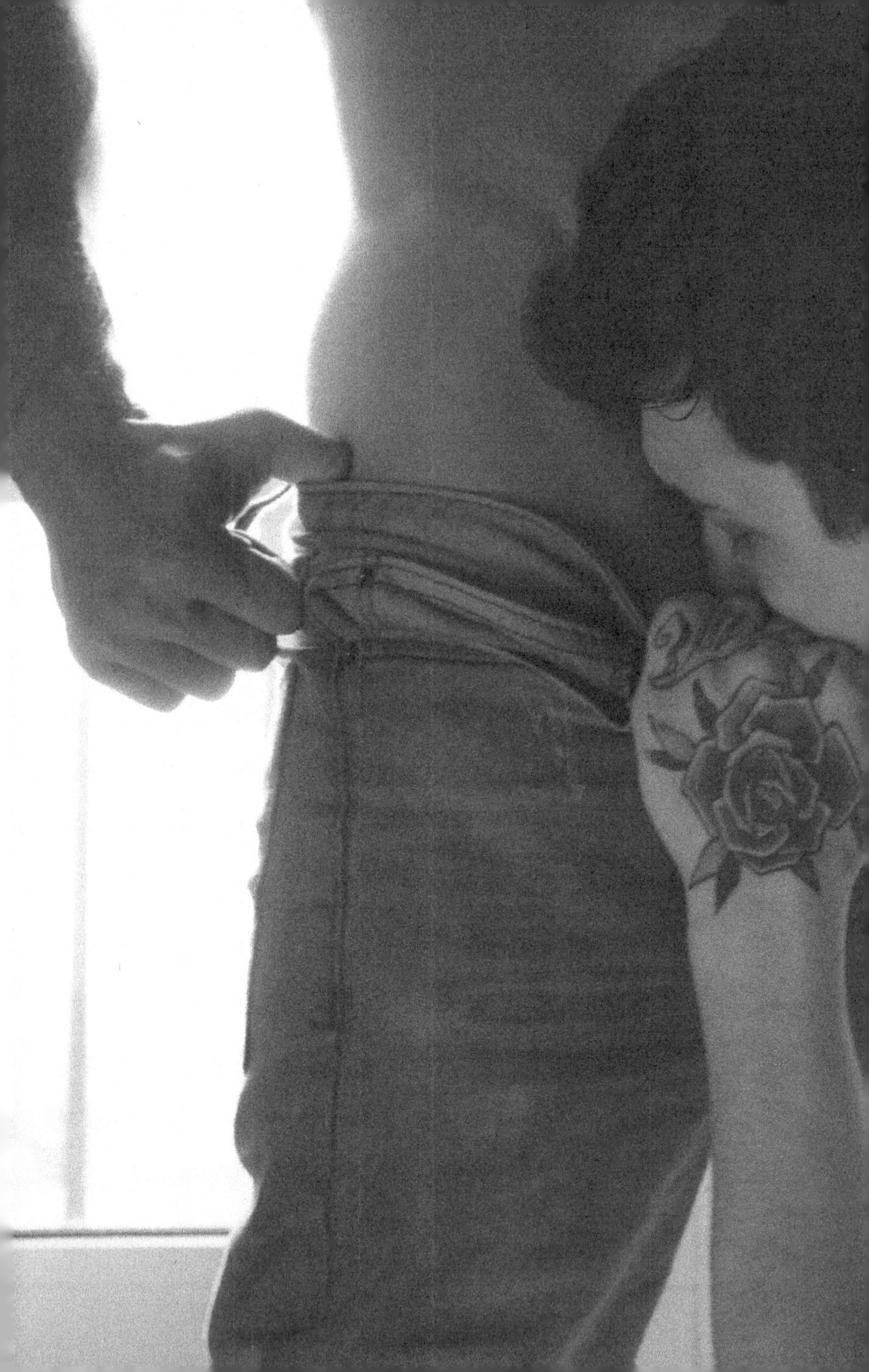

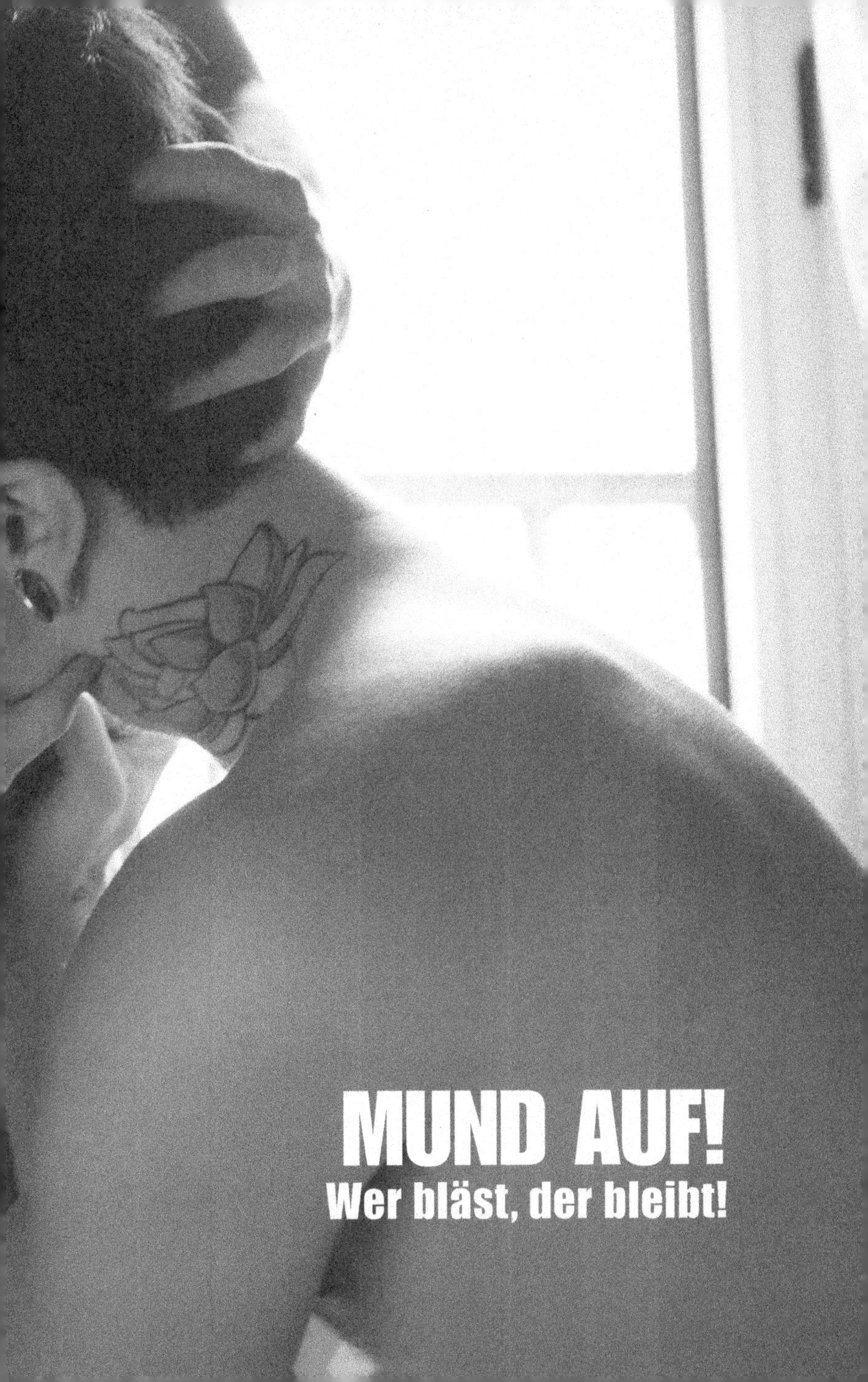
MUND AUF!
Wer bläst, der bleibt!

Grundpositionen: Stellung beziehen

Willkommen im Abschnitt der Schwanzanbeter! Endlich sind wir unter uns, also machen wir es uns erst mal gemütlich und quatschen ein bisschen. In diesem Kapitel wird es darum gehen, die eigenen Qualitäten zu erkennen, zu verfeinern oder gegebenenfalls überhaupt erst mal zu entwickeln. Vieles davon hat mit Sensibilisierung zu tun - sowohl für das eigene Tun als auch für die Bedürfnisse der Partner. Zwischendurch werden wir auch ganz praktisch arbeiten, also ein paar Hilfsmittel zum Üben benötigen, aber dazu kommen wir gleich.

Zuallererst will ich mich einer ziemlich wesentlichen Selbstverständlichkeit widmen. Jeder, der schon mal auf einer Zugtoilette oder gar auf einem Schiff bei rauer See versucht hat, einen Blowjob zu erledigen, weiß, wie nervig und kompliziert es sein kann, einen Schwanz auf schwankendem Grund zu lutschen. An solchen äußeren Umständen kann man in der Regel nichts ändern, aber man kann sie als Ausgangspunkt nehmen, um sich zu vergegenwärtigen, wie wichtig eine stabile Position beim Blasen ist. Das gilt auch, wenn der Boden nicht schwankt. Wenn man den Blowjob also nicht programmatisch zum Geschicklichkeitstraining ausarten lassen will, sollte man folgende Positionen vermeiden.

Frei im Raum in der Hocke sitzend: Weil es anstrengend ist und nach einer Weile stark auf die Knie geht. Außerdem kippt man bei etwas heftigeren Schüben immer nach hinten weg.

Im Stehen hinuntergebeugt: Gleichzeitig verkrampft und unsexy! Der Winkel, in dem Mund auf Schwanz trifft, ist in dieser Haltung eigentlich immer ungünstig. Außerdem wirkt sie so, als hätte der Bläser Angst, sich beim Hinknien die Hose schmutzig zu machen.

Auf dem Rücken liegend: Wenn man es nicht gerade darauf anlegt, wenig Kontrolle über das eigene Tun zu haben, kann man in dieser Position nichts reißen. Dann ist sie lediglich Horror für die Halsmuskeln. Ansonsten gibt es beim Blasen für die Rückenlage nur zwei Rechtfertigungen. Erstens: Man will die 69er machen (obwohl selbst die auf der Seite liegend mehr Spaß macht). Zweitens: Man will richtig von oben ins Maul gehämmert werden (was im Knien mit der Hand des Passiven hinterm Kopf aber auch viel besser geht).

Immer empfehlenswert sind dagegen die drei Grundpositionen.

Auf den Knien: Die Vorteile liegen auf der Hand! Man ist einigermaßen stabil. Man hat die Hände frei, um den Partner zu dirigieren, seine Eier zu kraulen oder zu wichsen. Wenn der andere steht, ist der eigene Kopf in den meisten Fällen auf Höhe mit seinem Schritt. Wenn er auf der Bettkante liegt oder sitzt, kann man zwischen seinen Beinen kniend ausgiebig schlabbern. So weit, so super. Nachteile sind zugegebenermaßen, dass man zumindest beim Outdoor-Cruising schmutzige Knie oder Hosenbeine bekommt und die Knie stark belastet werden. Wer bei einem dieser beiden Punkte empfindlich ist, sollte etwas unterlegen. Oder Knieschützer mitbringen. Besonders sexy finden das die meisten allerdings vermutlich nicht.

Auf allen Vieren: Wenn der Partner flach auf Bett oder Boden liegt und man auf allen Vieren zwischen seine gespreizten oder angewinkelten Beine kriecht, kann man wunderbare Intensivbehandlungen vornehmen. Die Hände neben seinen Oberschenkeln abgestützt, Maul auf Ständer absenken, mit seiner Latte in der Faust eine Lecksymphonie starten, spontan in die 69er-Stellung wechseln – all das geht in dieser Position. Stabil ist sie außerdem.

Im Sitzen: Die Alternative für Knielahme und Krabbelverweigerer! Das Gute an dieser Lage ist, dass sie bequem ist und man sich dabei hinten anlehnen kann – sei es an eine Lehne oder an eine Wand. Ansonsten kommt der Mehrwert für den Blowjob auf die Höhe der

Sitzfläche an. Wenn man mit ausgestreckten Beinen auf einem halbhohen Hocker an der Wand sitzt, kann der Passive ohne Probleme von vorne kommen und sein Teil versenken. Die Ausweichsperre der Hinterwand ist für Deep-Throat-Könner und ihre Partner dabei ein guter Stabilisator. Auf einem normalen Stuhl funktioniert das Ganze dagegen nur im Vorbeuge-Modus. Oder der Passive stellt sich seinerseits auf einen halbhohen Hocker, was dann allerdings für ihn eine wackelige Angelegenheit ist.

Generell gilt in Stellungsfragen natürlich: Alles, was Spaß macht, ist erlaubt, und wenn Verrenkungen zur Luststeigerung beitragen, möge man sie unbedingt herbeiführen. Wenn sie ihr jedoch im Wege stehen, kann es helfen, sich auf die Grundpositionen und ihre Vorteile zurückzubesinnen. Der Rest ergibt sich in der Regel sowieso von selbst und hängt überdies von Größen und Größenunterschieden, Vorlieben und Abneigungen, Gelenkigkeit und Temperament ab. Um letzteren auf den Zahn zu fühlen, kann man jetzt alle genannten Stellungen im Blas-Simulations-Modus durchprobieren und danach die persönlich favorisierte küren. Wo das nicht nötig ist, geht es auf Seite 53 direkt mit der Bestimmung des eigenen Blastyps weiter. Wer sich derweil eine Pause gönnen will, kann shoppen gehen. Für den späteren praktischen Teil benötigen wir ein paar Utensilien, die am besten schon bereitstehen, wenn sie gefragt sind. Wer direkt mitmischen will, möge vor dem Weiterlesen den folgenden Einkaufszettel studieren – oder ihn (sofern nötig) rausreißen oder abfotografieren und zur Shoppingtour aufbrechen.

SCHÖNER SHOPPEN: DIE AKTIVE EINKAUFSLISTE

- Salatgurke
- Augenbinde
- Bananen
- Eis am Stiel (in klassischer Twister oder Ed-von-Schleck-Form)
- ein Handspiegel
- Kondome
- ein Messer
- eine Küchenrolle
- ein Sektglas

Einen (nicht zu großen) Musterphallus kann man immer brauchen. Für alle, die keinen haben, komplettiert die Einkaufsliste also ein:

- Dildo

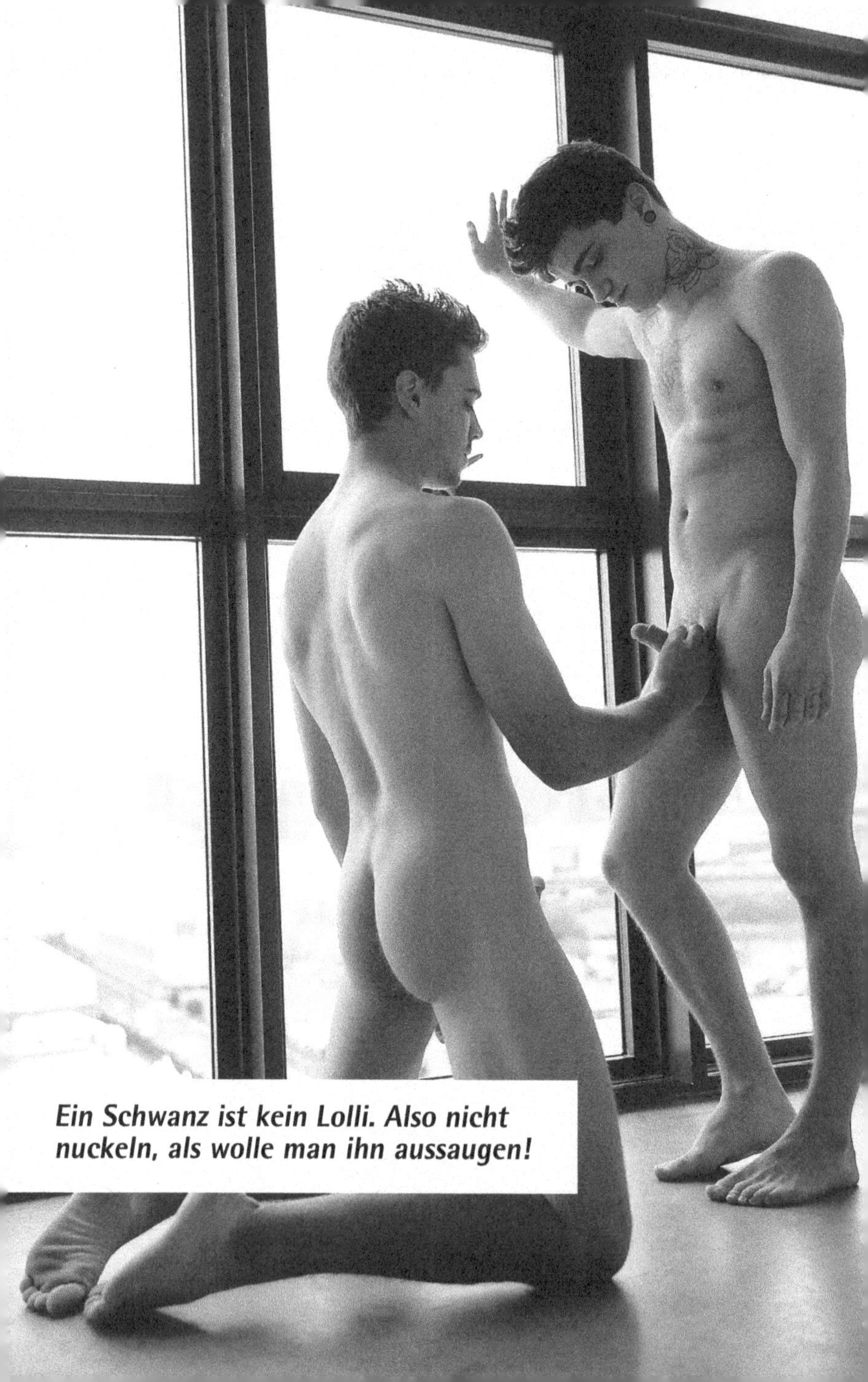

Ein Schwanz ist kein Lolli. Also nicht nuckeln, als wolle man ihn aussaugen!

Welcher Blastyp bist du?

Nicht jeder bläst gleich, dafür entwickeln die meisten mit der Zeit Spezialitäten. Man merkt ja, was man intuitiv gut macht und wo es hapert. Manchmal führt das allerdings auch zu einer Auf-Nummer-sicher-Mentalität, die die anderen Möglichkeiten vergessen lässt. Die folgende Blastyp-Liste dient also nicht nur der Erfassung deines eigenen Stils und dessen Zuordnung zu den passenden Empfängertypen. Er soll auch die Antennen für Methoden ausfahren, die vielleicht zu häufig ungenutzt bleiben. Denn: Im besten Fall schlummert ein Teil von jedem Blastyp in dir, damit du ihn im richtigen Moment (also beim entsprechenden Empfängertyp) abrufen kannst.

▼ Lutscher

Du findest Schwänze nicht nur optisch toll, sondern stehst auch auf ihren Geruch und Geschmack? Dann gehörst du zur Genießerfraktion und bist ein Lutscher. Die Bezeichnung bedarf keiner weiteren Erklärung, dafür seien ein paar Dinge erwähnt, die beim Lutschen zu beachten sind. Zuallererst: Ein Schwanz ist kein Lolli. Die wenigsten Passiven mögen es, wenn an ihrer Latte genuckelt wird, als gelte es, sie auszusaugen. Also übertreib nicht und vergewissere dich mit Blicken nach oben, ob dein Eifer auch geschätzt wird. An der Eichel fällt die Empfindlichkeit der Kerle (egal ob beschnitten oder unbeschnitten) sehr unterschiedlich aus. Also behutsam vorgehen. Andererseits kann man hier natürlich auch besondere Reizpunkte setzen. Auch hier hilft Blickkontakt. Eine schöne Disziplin, die Lutscher und Passive gleichermaßen auf ihre Kosten kommen lässt, nenne ich »Wichs-Sauger«. Dabei lutschst du an der Eichel deines Partners und wichst gleichzeitig seinen Schaft. Tolle Vorbereitung auf einen Deep Throat!
Kompatibel mit: Genießer, Sensibelchen

▼ Fluffer

Du fackelst nicht lange, bist zielstrebig und ehrgeizig und weißt, wie du deine Sexpartner auf Hochtouren bringst? Dann verdienst du das

Prädikat »Fluffer«. Mit diesem Begriff bezeichnete man ursprünglich die Helden im Hintergrund des goldenen Pornozeitalters. Sie waren dazu da, den Profifickern in schlaffen Momenten die Düsen wieder steif zu züngeln. Heute werden ihre Dienste durch chemische Erektionshilfen ersetzt, beziehungsweise aus Kostengründen gespart. Macht aber nichts. Denn das Motivations- und Skill-Level dieser Spezies ist in der Szene auch ohne kommerziellen Verwertungsdruck anzutreffen. Eigentlich kann man dieser Gruppe keine wirklichen Ratschläge erteilen. Es ist Teil ihrer Blowjob-Versiertheit, dass sie ihre Fähigkeiten den Bedürfnissen des Partners anpasst. Eine Anmerkung sei dennoch erlaubt: Befriedigung daraus zu ziehen, dass man weiß, dass man seine Sache gut macht, ist super. Aber man sollte es zwischendurch auch zeigen. Die meisten Passiven mögen es, wenn sie dem Bläser anhand seines Stöhnens oder des Gesichtsausdrucks anmerken, was er fühlt – dass ihn geil macht, was er tut. So was vergisst mancher Fluffer im Zuge des gewissenhaften Abrufens von Fähigkeiten. Bevor sich also andere die Frage stellen, ob du überhaupt Spaß hast bei dem, was du tust, stell sie dir zwischendurch immer mal selber.
Kompatibel mit: Rammler, Spritzer, Wichser

▼ Würger

Du bist zäh und ausdauernd, gibst dich deinen Partnern gern hin und schätzt es, auch mal härter rangenommen zu werden? Dann ist dir das Zauberwort »Gagging« sicher ein Begriff. Was aus dem Englischen schlicht mit »Würgen« zu übersetzen ist, bezeichnet im Zusammenhang mit Blowjobs das lustfördernde Gurgeln, Spucken und Schniefen, das intensive Tiefkehlen-Mundficks (Deep Throat) zutage fördern. Ganz klar: Eine Fortgeschrittenen-Kategorie. Die wenigsten schaffen es ohne Übung, sich einen Schwanz bis zum Zäpfchen in den Mund schieben zu lassen und das auch noch toll zu finden. Nicht umsonst soll

> ***Gurgeln und spucken toll zu finden, ist eine Fortgeschrittenenkategorie.***

dieses Buch dabei helfen, es Schritt für Schritt zu erlernen. Insofern: Hut ab, dass du schon so weit bist! Genieß es! Besonders Letzteres. Warum ich das sage? Meinen Beobachtungen zufolge haben viele extreme Deep-Throat-Jünger irgendwann das Gefühl, das Ende der Tiefer-härter-weiter-Spirale erreicht zu haben. Dann versuchen sie, den Mangel an neuen Herausforderungen und sensuellen Überraschungen durch Masse oder Doping zu kompensieren. Sprich: Gangbang, SM, Sexdrogen. Gegen nichts davon ist etwas einzuwenden, solange Reflexion und Verantwortungsbewusstsein im Spiel sind. Manche Würger vernachlässigen beides. Und damit den eigenen Genuss. Es kann nicht schaden, sich zwischendurch immer mal wieder klarzumachen, dass jede Latte eine neue Herausforderung ist. Auch wenn sie kleiner ist als die letzte.

> ***Jede Latte ist eine Herausforderung. Auch wenn sie kleiner ist als die letzte.***

Kompatibel mit: Rammler, Entdecker

▼ Schlucker

Als du gesehen hast, dass dieses Buch ein eigenes »Schlucken«-Kapitel hat, hättest du am liebsten sofort ans Ende geblättert? Und dass jeden Tag Millionen von Männern solo wichsen und ihr kostbares Sperma in Pissrinnen und Bettdecken entleeren, findest du eine grauenhafte Verschwendung? Dann bist du wahrscheinlich ein passionierter Schlucker. Diese Kategorie war im Fahrwasser der Aids-Krise so gut wie unsichtbar geworden, inzwischen wächst sie wieder rasant. Neben dem Blowjob als solchem ist hier das Schlucken von Sperma der zentrale erotische Reiz. Dass diese Praktik nicht safe ist, habe ich bereits erwähnt, die Punkte, die darüber hinaus zu beachten sind, klären wir im »Schlucken«-Kapitel, dessen Lektüre ich diesem Typus ausdrücklich ans Herz lege. Ansonsten: Bei den meisten Schluck-Aficionados gehen Sperma- und Schwanzfixierung Hand in Hand, insofern können sie den Fähigkeiten der Fluffer und Würger oft das Wasser reichen. In den seltenen Fällen, wo der Blowjob

zur bloßen Pflicht verkommt, die nur dazu dient, den Partner abzumelken, möge sich der Schlucker im eigenen Interesse die Disziplin auferlegen, seinen Job wenigstens solide zu machen. In jedem Fall ist es hilfreich, das zugespitzte Interesse vorher zu kommunizieren. Das gilt auch für Darkrooms. Überrumpel-Blowjobs, bei denen Tempo, Kraft und Stoßtiefe überraschend gesteigert werden, sobald du merkst, dass der andere auf dem Weg zum Orgasmus ist, führen zwar auf jeden Fall ans Ziel (oder an den Saft), sind dem Passiven gegenüber aber auch ein bisschen unfair.
Kompatibel mit: Spritzer, Wichser, Entdecker

▼ Lecker

Dem Gerücht, dass die Zunge der stärkste Muskel des Körpers ist, stimmst du uneingeschränkt zu, und dass ein Blowjob immer auf Deep Throat hinausläuft, hältst du für Quatsch? Vermutlich weißt du, wovon du sprichst. Weil du ein Lecker bist. Statt das alte Rein-raus-Spiel auf orale Gegebenheiten umzumünzen, versteht sich diese Kategorie auf den geschickten Einsatz der Zunge, um den Partner zum Höhepunkt zu kitzeln. Wenn man so will, gehört diese Kunst nicht in die Kategorie Blasen, man könnte aber auch sagen, sie ist ihre Königsklasse. Es bedarf einiger Virtuosität, um die Latten dieser Welt per Zungenschlag bei der Stange zu halten. Womit wir beim springenden Punkt wären: Die Lecker-Zunft ist nicht das Refugium derjenigen, die es aus Unlust oder Unvermögen nicht schaffen, den Schwanz ihres Partners in den Mund zu bekommen. Vielmehr vereint sie diejenigen, die es trotz eines Ständers im Maul noch schaffen, die Zunge an der Unterlippe vorbei nach draußen zu recken, um damit die Unterseite des Schaftes zu liebkosen. Denen kann man nur sagen: Respekt. Sie sollten nur nicht vergessen, dass ein paar Passive da draußen mit oralem Rein-Raus völlig zufrieden, von Züngelkaskaden dagegen überfordert sind. Sei dir also nicht zu fein für die grobe Nummer.
Kompatibel mit: Genießer, Sensibelchen

▼ Beißer

Wenn dein Partner noch die Unterhose anhat, liebst du es, durch den Stoff vorsichtig auf seine angedickte Keule zu beißen? Wenn er nackt ist, massierst du gerne mit den Zähnen seinen Schaft? Oder du beißt auf seine Vorhaut, um sie langzuziehen? Dann bist du entweder gemeingefährlich oder ein echter Profi. Der Einsatz der Zähne ist beim Blasen eine knifflige Sache, mit der nicht zu spaßen ist. Zum Einen besteht Verletzungsgefahr, zum anderen empfinden viele Passive das als unangenehm. So wird der brutale Begriff »Beißer« den wirklichen Vertretern dieses Typus kaum gerecht. Neben ihrer Vorliebe für den Einsatz der Zähne zeichnet sie vor allem großes Geschick und Einfühlungsvermögen aus. Weil sie wissen, dass das weiche Fleisch des Schwanzes auch dann noch empfindlich ist, wenn es hart wird. Dennoch: Bei abgebrochenen Ecken oder sonstigen scharfkantigen Stellen ist Schluss mit lustig. Dann möge das Einfühlungsvermögen in den Dienst der Spezialitäten der Vorgängerkategorien gestellt werden, bis der Zahnarzt alles repariert hat.
Kompatibel mit: Genießer, Entdecker

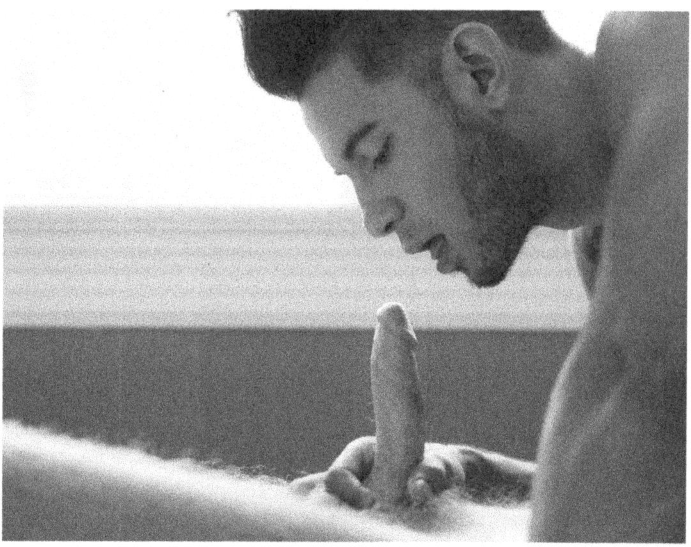

Equipment: Die Grundausstattung der Maulhelden

In ihrer Zuspitzung sind einige der soeben durchdeklinierten Blastypen Stellvertreter für die Körperregionen, die beim Blasen zum Einsatz kommen: Der Lecker steht für die Zunge, der Lutscher für die Mundhöhle, der Würger für den Rachen, der Beißer für die Zähne. Damit ist aber noch nicht die Frage beantwortet, wie konkret man die jeweiligen Körperteile gewinnbringend einsetzt. Damit beschäftigen wir uns hier. Außerdem gibt es noch ein paar andere »Hilfsmittel«, derer man sich bei einem Blowjob auf jeden Fall bedienen sollte. Allen voran die Hände. Mit denen fangen wir deshalb auch an.

▼ Hände

Nein, die Hände sind nicht nur dazu da, um sich beim Blasen untenrum an der eigenen Lunte rumzuspielen. Vielmehr sind sie ein wichtiges Element, um den Blowjob für beide Beteiligten intensiver zu machen. Vorausgesetzt, man macht mit ihnen die richtigen Handgriffe. Hier eine Auswahl.

Die Hodenschlaufe: Um den Sack des Partners oberhalb der Hoden mit Daumen und Zeigefinger einen Ring zu bilden und ihn beim Blasen vorsichtig (und bei Gefallen auch kräftiger) nach unten zu ziehen, ist fast schon ein Garant für lustvolle Stöhner von oben.

Faust: Der Allrounder unter den Blowjob-Handgriffen kann zu vielem gut sein. Zuallererst kann man sich mit seiner Hilfe Pausen verschaffen. Indem man zwischen zwei Blasattacken den Ständer des Partners in die Faust nimmt und mit ein paar kräftigen Schüben wichst, erhält man die Stimulation aufrecht, hat aber gleichzeitig die Gelegenheit, Luft zu holen.

Ein Klassiker besonders für gut bestückte Partner ist die »Manschette«: Dabei schließt du deine Faust um die Peniswurzel des Passiven und lässt sie beim Blasen einfach dort. Der Vorteil ist nicht nur, dass du seine Erektion durch zwischenzeitliche Pumpbewegungen herausfordern kannst, du »verkürzt« seine Latte auch um ein paar Zentimeter, die deinem Rachen vielleicht zu viel wären.

Ebenfalls beliebt und besonders bei unbeschnittenen Partnern reizvoll: Die Eichel in den Mund nehmen und saugen, während du gleichzeitig langsam (gegebenenfalls stetig schneller) den Schaft wichst.

Fingerspitzenarbeit: Wo wir gerade von Vorhaut sprechen ... Wenn der Partner eine hat, sollte man sie auf keinen Fall vernachlässigen. Nun weiß jeder, dass es bei erstarkender Erektion schwieriger wird, zu saugen und die Zunge in die Öffnung zu schieben, weil die Vorhaut meist hinter die Eichel rutscht. An dieser Stelle kommen die Fingerspitzen ins Spiel. Wer die Schafthaut des Passiven mit der Faust nach vorne schiebt und dann die Vorhautmütze zwischen die Finger der freien Hand nimmt, kann sie nicht nur lang-, sondern auch auseinanderziehen. Wenn man dann die Zunge in der Öffnung um die Eichel kreisen lässt, ist das nicht nur für einen selbst ein geiles Gefühl, sondern vor allem für den Partner ein sensuelles Feuerwerk. Manchen ist es zugegebenermaßen auch zu viel, aber das

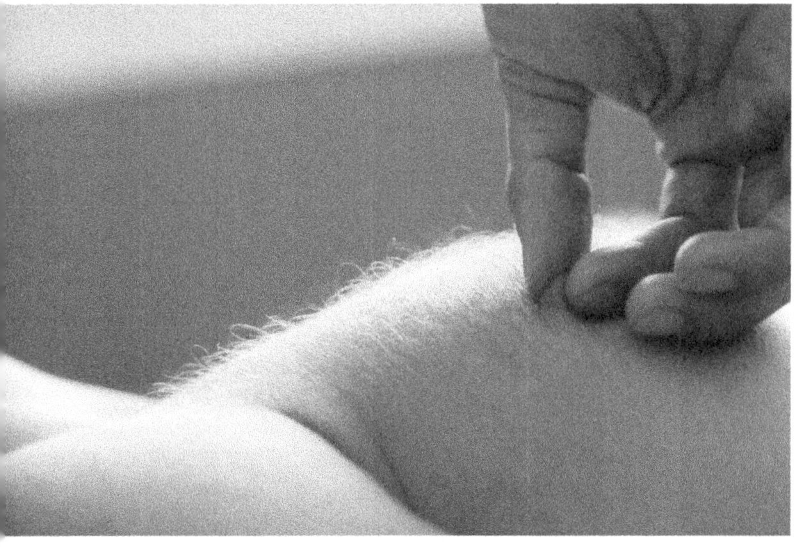

merkt man dann schon. Über diesen speziell geilen Fall hinaus kann man mit den Fingerspitzen beim Blasen fast überall Zusatzakzente setzen. Man kann sie beidseitig an den Lenden entlanggleiten lassen. Man kann mit ihnen in Blaspausen behutsam den eingespeichelten Ständer betasten. Man kann hochgreifen und sie dem Partner in den Mund schieben. Man kann seine Nippel massieren – oder die Hoden (übrigens eine nette Beschäftigung für die freie Hand bei der Hodenschlaufe). So könnte es eine Weile weitergehen. Der Kreativität setzen in diesem Fall in der Regel nur mangelnde Multitasking-Skills Grenzen. Bei inbrünstigem Blasen kann die Feinmotorik schon mal auf der Strecke bleiben.

Nur mangelnde Multitasking-Skills begrenzen Kreativität beim Fummeln.

Arschzwinge und Hüftenklemme: Einen unschätzbaren Dienst können die Hände in Bezug auf die Steuerung der Härte des Blowjobs erweisen. Sowohl in puncto Abschwächung als auch in puncto Intensivierung. Mit Hüftenklemme ist gemeint, dass du die Lenden eines stoßfreudigen Lovers zwischen beide Hände nimmst und damit seinen Hüftschwung zähmst. Umgekehrt hilft die Arschzwinge (kräftiges, beidhändiges Umklammern der Arschbacken des Passiven bei gleichzeitigem Vorwärtsschub), dir den Partnerschwanz bei Belieben mit Nachdruck bis zum Anschlag in den Schlund zu schieben und zuzudrücken.

▼ Augen

Wie heißt es in der Gastronomie so schön? »Das Auge isst mit«? Diesen Spruch kann man auch auf's Blasen ummünzen. Erregung entsteht zu einem Großteil im Gehirn. Neben Botenstoffen, Gerüchen und Berührungen spielt dabei auch die Optik eine Rolle. An dieser Stelle kommen beim Oralverkehr die Augen ins Spiel. Es gibt kaum etwas Geileres als einen engagierten Bläser, der seinem Partner von unten ins Gesicht sieht, während er gerade dessen Schwanz schluckt.

Umgekehrt gibt es nichts Langweiligeres und Verklemmteres als einen aktiven Bläser, der sich im Schoß des Partners abmüht, ohne je hochzugucken. Also: Lasst Blicke sprechen, Jungs. Die sind für eure Partner wie Pornogucken. Und sie transportieren – ob gewollt oder nicht – sehr viele Informationen: Schmeckt dir der Schwanz? Willst du mehr? Hast du Spaß bei dem, was du tust? Kannst du gar nicht genug davon bekommen? All diese Dinge will ein Passiver natürlich am liebsten mit Ja beantwortet bekommen. Da du beim Blowjob hoffentlich den Mund voll hast, kannst und solltest du es ihm über deine Augen verraten. Abgesehen davon, dass gelegentliches von unten Hochgucken zwangsläufig einem bewundernden Aufblicken gleicht, bei dem die meisten Kerle einen Ego- und damit einen Erektionsschub bekommen.

▼ Lippen

An den Lippen kommt kein Schwanz vorbei, der in einen Mund geschoben wird. Die Frage ist nur, ob er das zu spüren bekommt. Wir kommen später noch zu ein paar wunderbaren Deep-Throat-Varianten, bei denen die Berührung mit den Lippen bewusst vermieden wird, umgekehrt kann man dadurch aber auch gezielt Akzente setzen. Nicht umsonst besteht das anatomische Grundgerüst der Lippen aus dem Mundringmuskel Musculus orbicularis oris. Er wird auch als Kussmuskel bezeichnet, weil er dafür verantwortlich ist, dass wir unsere Lippen beim Knutschen spitzen können. Beim Blasen geht von Zukneifen bis Lockerlassen noch einiges mehr. Man kann mit schnappenden Bewegungen den Penisschaft massieren. Man kann beim Vor- und Zurückstoßen allmählich den Druck erhöhen. Man kann die Unterlippe vorschieben und die Eichel daran reiben. Oder aber man schiebt sich die Latte bis zum Anschlag in den Mund und drückt mit den Lippenmuskeln die Peniswurzel zusammen. Mit etwas Übung hat das einen gefühlten Cockring-Effekt,

Der Musculus orbicularis oris wird auch als Kussmuskel bezeichnet.

bei dem die Latte im Mund anzuschwellen scheint. Dass die Kraft des Mundringmuskels trainiert werden kann, zeigt nicht zuletzt, dass viele Trompeter und Posaunisten ein spezielles »Lippen-Bodybuilding« betreiben, das einerseits zu mehr Kraft, andererseits zu bewusster Koordinierung der beim Trompetespielen beanspruchten Muskelpartien führen soll. Dafür wurden eigens Lippen-Hanteln und Lippen-Expander entwickelt. Erstere bestehen aus einem Stab, an dessen Ende eine steigerbare Menge von kleinen Gewichten hängt. Diese werden »gestemmt«, indem der Stab zwischen die Lippen genommen und bis zur Erschöpfung gehalten wird. Das Prinzip des Expanders ist ähnlich. Nur dass hier die Lippenkraft nicht durch Gewichte trainiert wird, sondern durch das Festhalten eines Mundstücks, dessen Widerstand durch In-die-Länge-Ziehen der Expander-Stange erhöht wird. Ich würde sagen, solcher Spezialmaßnahmen bedarf es für eine anständige orale Schwanzmassage gar nicht, aber wenn dein Lover meint, du müsstest beim Blasen mehr Druck geben, kannst du ja immer noch drüber nachdenken.

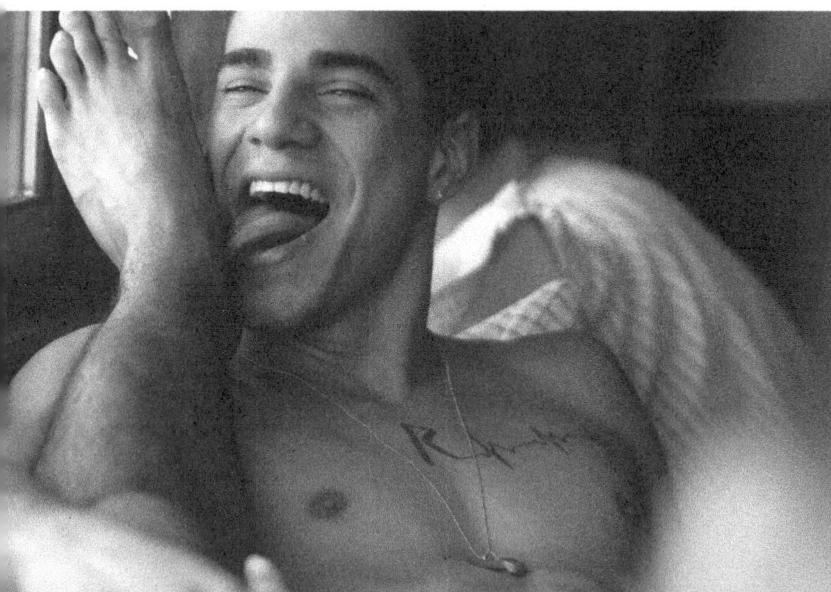

▼ Zunge

Mit der Zungenmuskulatur verhält es sich ähnlich wie mit den Lippen. Auch sie kann zum Abwechslungsreichtum eines Blowjobs eine Menge beitragen, und auch sie kann man trainieren. Drei Beispiele: Eine Weintraube auf die Zunge legen und das Leckorgan vorsichtig herausstrecken und wieder einfahren, ohne dass die Frucht herunterfällt, steigert das Koordinationsvermögen. Einen Finger in den Mund schieben und mit der Zunge fest dagegendrücken (also quasi Bankdrücken) erhöht die Kraft. Zunge so weit es geht aus dem Mund strecken und solang wie möglich aushalten, beziehungsweise sie umgekehrt so weit wie möglich in den Mund zurückziehen ist der Beweglichkeit zuträglich. Aber warum soll man das tun? Zum Beispiel um ausdauernder küssen zu können. Oder um mit ungewohnten Lauten in Fremdsprachen besser zurechtzukommen. Oder: Um einem Blowjob mit der Zunge das gewisse Extra zu geben. Abgesehen von der Spezialmassage, die ich bei der Charakterisierung der »Lecker« bereits ins Feld geführt habe, sind die Möglichkeiten außerordentlich vielfältig. Hier kommt eine Top-Drei-Auswahl, die zum Ankurbeln der Fantasie ausreichen sollte.

Der vertikale Waschlappen: Einen Ständer so lange sauber lecken, bis er sich dreckig macht? Dafür bedarf es sehr viel Ausdauer oder eines extrem empfindlichen Partners, aber als Anheizer ist der vertikale Waschlappen definitiv super. Wenn der Schwanz des Passiven schön steif ist, drückst du ihn nach oben gegen die Bauchdecke und leckst mit breiter Zunge langsam und genüsslich einmal den gesamten Schaft vom Sack bis zur Eichel ab. Das wiederholst du ein paarmal und steigerst dabei den Druck.

Eichel-Propeller: Die Vorhaut des Passiven (so vorhanden) hinter die Eichel ziehen, Zunge raus und vorsichtig um die Eichel kreisen lassen. Ist die Corona glandis (Eichelkante) stark ausgeprägt, kannst du die Zungenspitze auch gezielt durch die Kerbe zwischen Eichel und Vorhaut gleiten lassen. Tolle Sache. Zumindest, wenn der Partner gut gewaschen ist, aber das merkt man in der Regel vorher am Geruch. Kleiner Hinweis: Den Eichel-Propeller kann man nicht mit allen Partnern steigen lassen. Wenn sich jemand unter deinen Leckkünsten windet, weil er zu empfindsam ist, hat es wenig Zweck, hartnäckig weiterzumachen.

Das Trampolin: Knie dich hin, mach Männchen und streck die Zunge weit raus. Dann fordere deinen Partner auf, mit der Penisspitze deine Zunge abzuklopfen. Oder – um es bildhafter und mottogerecht zu formulieren – auf ihr Trampolin zu springen. Diese Disziplin wird gern bei Puppy-Play (also Hundespielchen) eingesetzt. Man kann sich dabei schön gegenseitig hochschaukeln und mit Dominanz-Unterwerfungs-Gebaren kokettieren. Dass man irgendwann zuschnappt, ist sowieso klar.

▼ Stimme

Während man mit den Augen den optischen Real-Life-Porno in Schwung bringt, tut man es mit der Stimme in akustischer Form. Damit meine ich in diesem Fall nicht zwangsläufig artikulierte Laute, sondern alles, was man beim Sex an Geräuschen von sich geben kann – von Stöhnen über Fauchen und von Schnaufen bis zu Dirty Talk. Dass man beim Blasen häufig den Mund voll hat, also nicht im eigentlichen Sinne zum Sprechen in der Lage ist, heißt ja nicht, dass man seine Lust nicht trotzdem zum Ausdruck bringen kann. Ich bin der Meinung: man sollte sogar. Weil dadurch Empfindungen transportiert und somit das Erregungspotenzial gesteigert werden kann. Das unfreiwillige Würgen oder Gurgeln bei einem erbarmungslosen Tiefkehlenfick ist bezeichnend für das lustfördernde Potenzial von Geräuschen. Hier hat man es mit einer körperlichen Reaktion zu tun, die infolge sexueller Umtriebe ganz unweigerlich, also authentisch zustande kommt. Dass sie in diesem speziellen Fall nicht von jedem als angenehm empfunden wird, ist mir durchaus bewusst, aber darum geht's auch gar nicht. Es geht um das Authentizitätsmoment, das dem Würgen innewohnt. Nach diesem Prinzip sollten alle Einsätze der »Stimme« funktionieren. Will sagen: Man kann einen Schnaufer, ein Stöhnen oder ein »Ja, fick mein Maul« durchaus mal ein bisschen übertreiben, aber es sollte immer die Verlängerung einer wirklichen Empfindung sein. Dann ist es geil. Pornomäßiges Retortengestöhne wirkt in seiner Aufgesetztheit dagegen meist unsexy. Totale Stille, als würde man über einer Matheklausur brüten, allerdings auch. Der Mittelweg ist das Finden der eigenen Stimme – also eine Mischung aus bewusst spüren, befreit blasen und Sich-gehen-lassen.

▼ Gesicht

Schon klar: Lippen, Augen, Zunge – das sind auch schon alles Bestandteile des Gesichts. Sie verdienen in ihrer speziellen Blowjob-Funktionalität eine gesonderte Betrachtung. Wenn ich jetzt noch mal auf das Gesicht in seiner Gesamtheit zurückkomme, hat das in erster Linie damit zu tun, dass sein Potenzial als Spielfläche im Eifer des Gefechts häufig vergessen wird. Da wird auf Anhieb drauflosgeschluckt und geleckt und geschlürft und dabei beinahe der Kern dessen vergessen, um was es bei der Blaserei eigentlich geht: Die Schwanzanbetung. Ich weiß, das klingt immer so übertrieben und sakral. Aber wieso nehmen wir nicht die Einbindung des Gesichts als Anlass, dem Wort etwas mehr Zärtlichkeit einzuhauchen? Es ist doch so: Wer wirklich gerne bläst, tut das in der Regel, weil er Schwänze toll findet. Das Blasen als solches bringt diese Vorliebe in einer sehr aktiven, einverleibenden Form zum Ausdruck. Eine besinnliche, gegebenenfalls sogar meditative Ergänzung ist das Reiben von Nase, Wangen oder Stirn am Objekt der Begierde. Frei nach dem Motto: Gesicht kuschelt Ständer. Wobei der Begriff »kuscheln« in diesem Zusammenhang sehr dehnbar ist. Natürlich gehört zur Liebkosungspalette auch die einvernehmliche Wangenpeitschung mit der Latte. Oder das spielerische mit der Eichel »Einen aufs Auge drücken« (bitte rechtzeitig Augen schließen). Oder das begierige Einsaugen des Penisdufts mit der Nase. In jedem Fall bietet die Fläche des Gesichts wortwörtlich genug Reibungspunkte, um der Schwanzanbetung jenseits oraler Aktivitäten Würze zu verleihen. Und sei es nur, um zu testen, ob die Partnerlatte ein Rendezvous mit den eigenen Bartstoppeln aushält.

Blowjob-Bootcamp aktiv

»Stillgestanden! Maul aufgerissen! Uuuunnd ... Kompanie bläst!«

Von einem solchen Trainingslager träumen vermutlich viele – vorausgesetzt, dass dabei echte Schwänze im Spiel wären. Es gibt schwule Fetisch- und Outdoorsex-Vereine, die sich die Erfüllung derartiger Fantasien auf die Fahne geschrieben haben, allen voran die international operierenden Green Berets. Alle, die beim Stichwort »Bootcamp« sofort in Hardcore-Fantasien schwelgen, verweise ich dorthin. Für den Rest gibt's an dieser Stelle eine teilweise etwas alberne, aber dennoch aufschlussreiche Serie von Übungen, mit denen man sich das Thema Deep Throat (da wollen aktive Bläser schließlich hin) im wahrsten Sinne des Wortes schmackhaft machen kann. Wer mitmachen will, muss die Utensilien aus dem Einkaufszettel auf Seite 51 bereitlegen. Das Sektglas sollte Tulpenform haben (Flöten eignen sich für unsere Zwecke nicht). Gurken und Bananen sollten nach Möglichkeit nicht im Kühlschrank sondern bei Raumtemperatur gelagert haben. Das Eis am Stiel dagegen sollte frisch aus dem Tiefkühlfach kommen und noch nicht angetaut sein.

Bevor du aber zum Tiefkühlfach spurtest, noch ein paar Worte vorweg: Ich gebe offen zu, dass ich die Ratgebersektionen, in denen Frauenzeitschriften ihren Leserinnen empfehlen, »frau« möge sich mit Dildos, beziehungsweise Möhren, Zucchinis und sonstigen Gemüsesorten auf Blowjobs vorbereiten, lange Zeit selbst total bescheuert fand. Für mich erfüllten derartige Hilfsmittel eigentlich nur einen Zweck: Wenn man mit ihnen fertig war, wusste man die Flexibilität von echten Schwänzen wieder doppelt zu schätzen. Ich war der Meinung, dass man eigentlich nur mit Originalteilen wirkliche Blasroutine bekommt. Mit Freunden habe ich sogar manchmal darüber gestritten, ob man auf dem Weg zur Meisterbläserschaft ein paar Nächte im Pornokino seines Vertrauens vorm Glory Hole verbracht haben muss. Ich war der Meinung, ja. Vielleicht, weil ich das selber vor dem Coming-out probiert habe. Ich kann auch sagen: Um im Schnellverfahren ein Gefühl für die Verschiedenartigkeit der Erektionswinkel, Größen und Formen von Schwänzen zu bekommen, ist diese Methode (die sich in abgewandelter Form natürlich auch

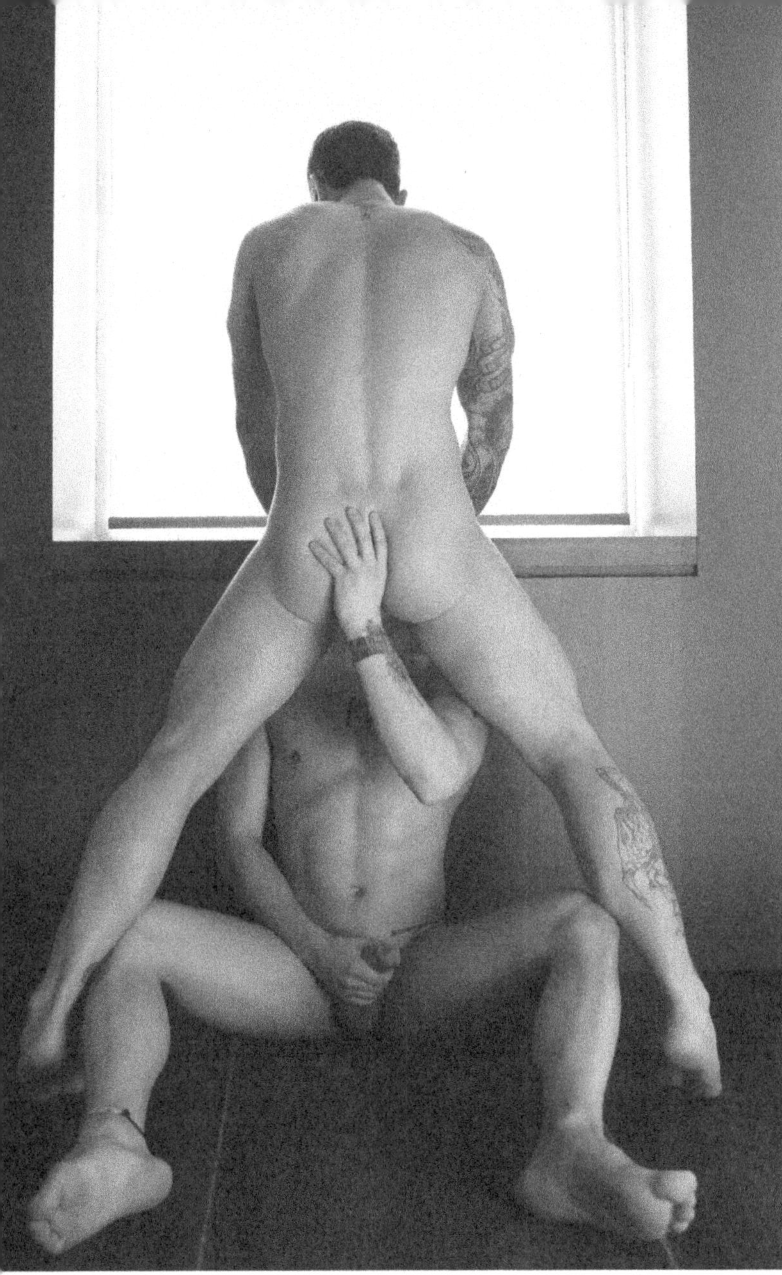

in Cruising-Gebieten und Darkrooms durchexerzieren lässt) durchaus lehrreich. Und dadurch, dass man in solchen Situationen bei Unfähigkeit schnell das Vertrauen des Passiven und damit dessen Schwanz entzogen bekommt, lernt man obendrein einiges darüber, wie man es besser nicht machen sollte. Von der Massentauglichkeit dieser Methode bin ich mittlerweile trotzdem nicht mehr überzeugt. Das hat drei Gründe. Erstens: Ich habe eingesehen, dass Pornokinos und Darkrooms nicht jedermanns Sache sind, geschweige denn dass überhaupt jeder eines im näheren Umkreis hat. Zweitens: Dieses Verfahren ist so fahrlässig unsafe, dass man es nun wirklich nicht mit gutem Gewissen der Allgemeinheit empfehlen kann. Drittens: Ich habe die Lebensmittel-Nummer noch mal mit ein bisschen weniger Arroganz und ein bisschen mehr Spaß an der Sache in Angriff genommen – und dabei gemerkt, dass sie in all ihrer tantigen Unbeholfenheit durchaus ihre Berechtigung hat. Wenn es für diesen Sinneswandel ebenfalls dreier Gründe bedarf, müssten sie wohl lauten. Erstens: Man kann das Gemüseblasen in sicherer heimischer Umgebung ausprobieren, ohne dabei zwischenmenschlichem Druck ausgeliefert zu sein. Zweitens: Besonders als Vorbereitung auf Deep-Throat-Blowjobs ist es tatsächlich hilfreich, vorher mit Ersatz-Phallen geübt zu haben, anstatt erst mal an Originalteilen rumzustümpern. Auch deshalb, weil man denen bei Unvermögen wehtun kann. Drittens: Wenn man das Ganze in der vorliegenden Workout-Form durchprobiert, ist es ein äußerst amüsantes Ritual. Man kann es sowohl mit dem besten Kumpel oder der besten Freundin als auch alleine zelebrieren. Und jetzt, meine Lieben: Baut die Artikel von der Shopping-Liste der Reihe nach auf einem Tisch vor euch auf! Danach: Ab zum Tiefkühlfach, das Eis holen! Wir brauchen es für die erste Übung.

▼ Übung 1: Blasen am Stiel

Für den Einstieg eine Genießer-Übung! Wir brauchen dafür das Eis und gegebenenfalls Küchenrollentücher zum Unterlegen. Es könnte gegebenenfalls sabberig werden oder zumindest tropfen. Ansonsten musst du im Prinzip nichts anderes tun, als das Eis an der Spitze rund zu lutschen, um es dir dann so weit wie möglich nach hinten in die Kehle zu schieben. Die im Einkaufszettel erwähnte Ed-von-Schleck-Variante (zylinderförmiges Eis, das man mittels Stiel aus einer Papp- oder Plastikrolle hervorschiebt) hat dabei den Vorteil, dass man die Länge des Zylinders mithilfe der Rolle verdoppeln kann. Damit hat man einen besonders langen Ersatzphallus zur Verfügung. Am Ende ist das aber nicht wesentlich. Es geht bei dieser Übung nicht darum, den Mund auszufüllen, sondern darum, den Würgereflex in der Kehle zu provozieren. Schieb das Eis langsam vorwärts, bis du das Gefühl hast, es geht nicht mehr, beziehungsweise du zu würgen anfängst. Versuch diesen Zustand ein paar Sekunden zu halten und ziehe das Eis dann zurück, ohne dass es abbricht. Letzteres kann zur Herausforderung werden und klappt in der Regel nur, wenn man Zahn- und Lippenkontakt vermeidet und nicht saugt – eine gute Methode also, um zu erkennen, dass ein Deep-Throat-Blowjob meist nichts mit Lutscherei zu tun hat. Es geht eher darum, dem Eindringling möglichst wenig Widerstände zu bieten, um ihn am tiefsten Punkt eine Weile zu halten. Letzteres schafft man am besten, indem man die Luft anhält, denn auch durch die Nase zu atmen verengt den Rachenraum. Danach ist es eine Frage des Trainings, wie lange man durchhält und ob man zusätzliche Fickbewegungen aushält. Auch diese kann man beim Blasen am Stiel üben. Nachdem du das Reinschieben-Aushalten-Rausziehen ein paarmal probiert hast, erweitere die Aushalte-Phase, indem du den Eisstiel in kleinen Schüben vor- und zurückstößt. Dabei wird sich erneut der Würgereflex melden. Aber das ist ja das Ziel. Ihn zu zähmen heißt in erster Linie, ihn einschätzen und kontrollieren zu können. Das mit Speiseeis zu üben, ist gar nicht dumm. Es schmeckt, es schmilzt allmählich ab, und es mildert den ungewohnten Würgereiz mittels Kühlung. Der Rest ist wie bei allen Übungen hartnäckiges Wiederholen. Es ist also eher erwartbar als unwahrscheinlich, dass du mehrere Eis vertilgst. Aufpassen, dass dir nicht schlecht wird!

Eis schmeckt, schmilzt und mindert den Würgereiz mittels Kühlung.

▼ Übung 2: Blick ins Glas

Nachdem wir flüchtige Bekanntschaft mit dem Würgereiz gemacht haben, bleibt er bei dieser Übung noch mal außen vor. Stattdessen führen wir uns mit dem »Blick ins Glas« drei Körperteile vor Augen, die einen großen Einfluss auf den Blowjob haben: Zunge, Zähne und Lippen. Dafür brauchen wir das Sektglas und den Handspiegel. Wir nehmen zunächst das Glas zur Hand. Es sollte sauber und leer sein und (wie erwähnt) Tulpenform haben. Führe es zum Gesicht, als wolltest du trinken, sperr dann aber den Mund weit auf und umschließ den gesamten Glasrand mit den Lippen. Wenn dir das gelingt, schieb das Glas langsam vorwärts in den Mund. Achtung! Solltest du dabei Probleme haben, hör bitte auf. Zu groß ist die Gefahr, dass das Glas brechen und du dich verletzen könntest, als dass du dich aus falschem Ehrgeiz überfordern solltest!

Durch die Glaswände sieht man: In der Mundhöhle ist mehr Platz, als man denkt.

Wenn du es aber bis hierhin geschafft hast, wirst du zwei Dinge merken. Erstens: Du musst an den Zähnen vorbei. Das heißt: Sehr vorsichtig sein! Wenn das Glas nicht brechen soll, musst du vermeiden draufzubeißen. Das ist eine gute Vorbereitung auf einen steifen Schwanz, der auf seine Art ja auch zerbrechlich ist. Zweitens: Du wirst merken, dass du per Spreizen der Mundwinkel schnappende Lippenbewegungen erzeugen und dich so vorarbeiten kannst. Die Lippen robben dann quasi am Glasrand runter. Allzu weit wirst und sollst du dabei gar nicht kommen, aber um die Technik zu erfassen, mit der man sich auch an einem Ständer hocharbeitet, ist die Methode super. Zumal du jetzt den Handspiegel nehmen kannst und (vorausgesetzt es ist hell genug) durch die Glaswände in deine Mundhöhle gucken kannst. Du wirst sehen: Da ist mehr Platz, als du erwartet hättest. Ansonsten noch einmal: Es geht hierbei nicht darum, sich das ganze Glas reinzuschieben, sondern darum, sich anhand des speziellen Materials und der vergleichbaren Form bestimmte Prinzipien vor Augen zu führen. Also bitte nicht übertreiben!

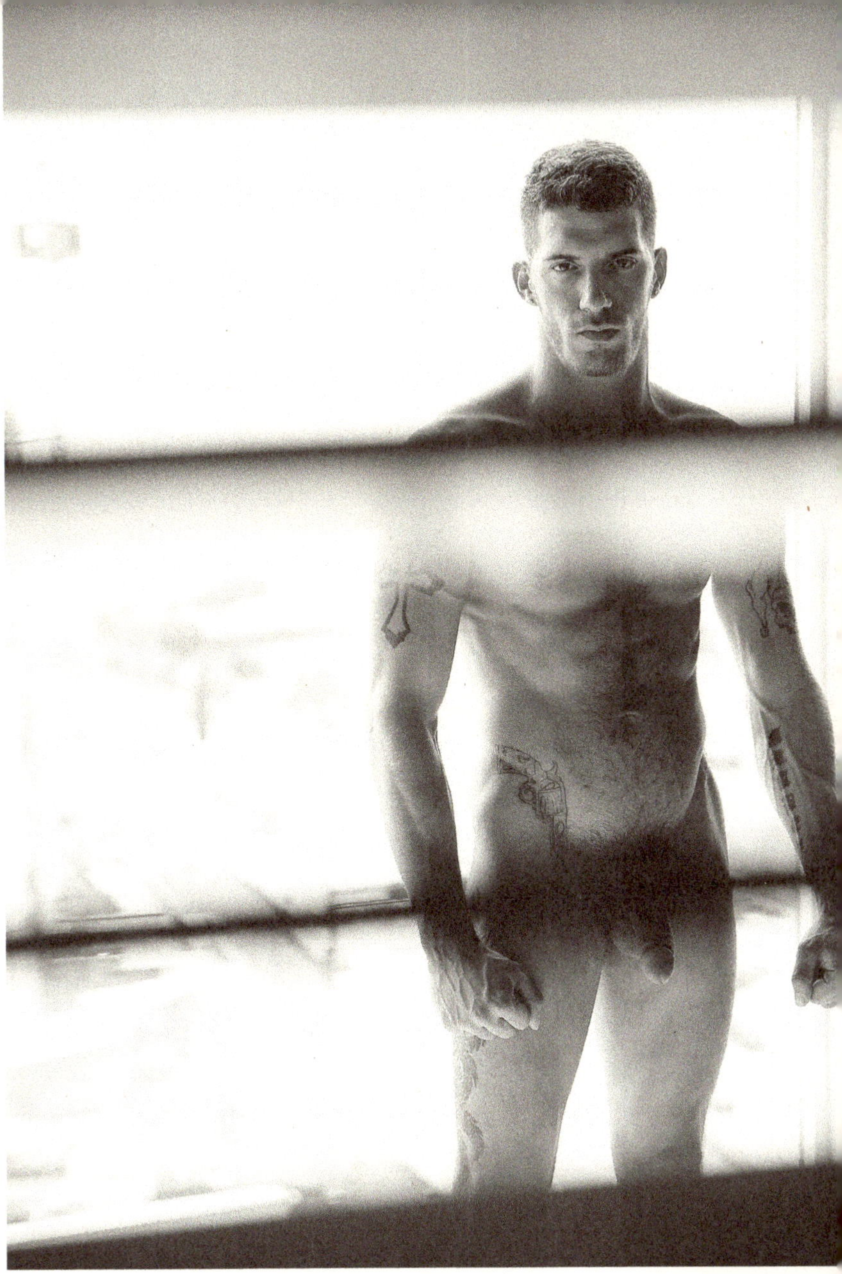

Und damit zur Zunge! Die meisten werden sie intuitiv mit dem Glas nach unten drücken. Damit machen sie alles richtig. In manchen Fällen oder Situationen wird es aber auch vorkommen, dass der überflüssige Waschlappen in den Hohlraum des Sektglases geschoben wird. Letztendlich wird bei beiden Methoden die Zunge dafür verantwortlich sein, dass der Vormarsch des Glastrichters begrenzt ist. Was lernen wir daraus: Nachdem die Zunge beim Lecken eine Hauptrolle spielt, ist sie beim Blowjob als solchem eher im Weg. Man tut sich also selbst den größten Gefallen, wenn man sie möglichst flach- und stillhält. Der »Blick ins Glas« ist aber noch für eine weitere Erkenntnis gut. Dafür musst du die Sekttulpe zur Hälfte mit Wasser befüllen. Du kannst auch Saft nehmen, aber es sollte besser nichts mit Kohlensäure sein. Wenn du den Gefäßrand nun wieder in den Mund nimmst, und dann den Kopf in den Nacken legst, simulierst du das Vordringen eines Schwanzes sozusagen in flüssiger Form. Du wirst dabei merken, dass du mit der Maulsperre relativ schlecht gurgeln und nur schwer schlucken kannst. Die Zunge macht den Rachen dicht. Ein weiteres Indiz dafür, dass sie beim Deep Throat streng genommen im Weg ist.

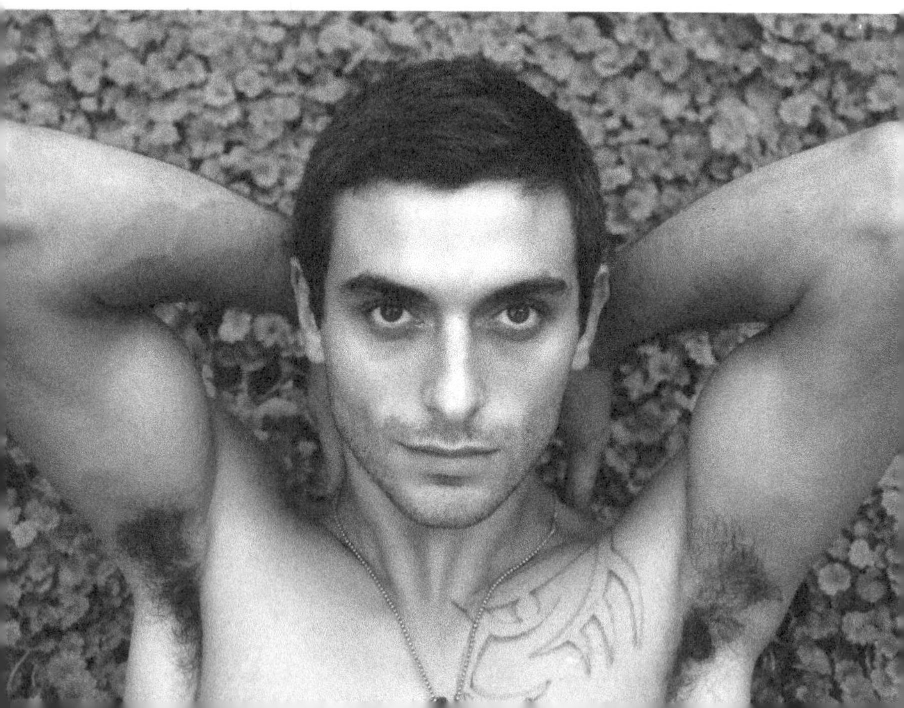

▼ Übung 3: Banana Blowjob.

Es geht ans Eingemachte! Die Bananen sind zwar ein blühendes Klischee, aber sie sind für Blowjobübungen tatsächlich ganz gut geeignet. Weil sie erigierten Penissen gleichermaßen in Form und Vielfalt ähneln. Manche sind lang und gerade, andere klein und gebogen, weitere dick und kurz, und so weiter. Es ist eigentlich egal, an was für Modelle du geraten bist, es gibt garantiert irgendwo auf der Welt ein genitales Pendant dazu. Ähnlich gut geeignet für diese Übung wären übrigens rohe Bratwürste. Aber daran rumzunuckeln finde ich persönlich total eklig, also kann ich das nur Leuten empfehlen, die gegen die Krummfrucht allergisch sind.

Aber zur Sache: Bevor du mit dem Banana Blowjob anfängst, solltest du erst mal die Schale entfernen. Es geht zwar auch mit, aber wer will schon an der Schale lecken? Was danach passiert, dürfte keine Überraschung sein. Ähnlich wie beim Eis am Stiel wird das Ding so weit wie möglich in den Mund geschoben und einen Moment gehalten. Wenn du es zurückziehst, ist es ausnahmsweise erlaubt, mit den Zähnen leicht über die Oberfläche zu gleiten. Das hat den Vorteil, dass du sehen kannst, wie weit du den Kolben in den Mund bekommen hast. Die Maxime ist logischerweise: Je weiter, desto besser. Ein weiterer Anspruch sollte natürlich sein, dass die Banane nicht abbricht. Auch das ist eine gute Übung für einen behutsamen Umgang mit dem menschlichen Pendant. Von hier an: Feuer frei! Kitzel deinen Rachen, bis dir die Tränen in die Augen schießen und versuch auf diese Weise, ein Gefühl dafür zu bekommen, was zu viel und was gerade richtig ist, aber auch, was sich vielleicht sogar gut anfühlt.

Um Missverständnisse auszuräumen: Ziel der Übung ist nicht, dich zum Kotzen zu bringen. Im Gegenteil. Es geht darum, genau an dem Punkt zu stoppen, dessen Überschreiten Erbrechen zur Folge hätte. Dieser Punkt wird bei den ersten Malen neben dem obligatorischen Würgen von einem Schauer, der durch deinen Körper fährt, höchstwahrscheinlich Gänsehaut verursacht oder die Brustwarzen steif werden lässt, begleitet. Nach ein paar Runden wirst du merken, dass sich hinten im Rachen zähflüssiger Speichel bildet, der beim Herausziehen der Banane Schlieren zieht. Wenn dir das unangenehm ist, leg Tücher unter, mach dir aber auch klar, dass dieser Speichelschleim von vielen Blowjob-Experten (egal ob aktiv oder passiv) als gewisses Extra geschätzt wird. Abgesehen davon, dass er ein gutes Gleitmittel ist. Die Grenzen zwischen Ekel und Lust können sehr fließend sein. Sie niederzureißen ist allerdings in vielen Fällen nur eine Frage der Erfahrung.

Zum weiteren Vorgehen: Die Banane wird deiner Sonderbehandlung nicht ewig standhalten. Vom Speichel weicht die Oberfläche auf, und vom Geschiebe wird sie irgendwann abbrechen. Bevor es so weit ist, gönn dir eine Pause und iss sie. Wenn du danach Lust auf eine weitere Runde hast, verpass einer zweiten Banane einen Blowjob. Spätestens nach dreien sollte aber Schluss sein.

Sonstige Hinweise: Die meisten Bananen haben eine Krümmung. Du solltest beim Einführen in den Mund am besten alle vier Richtungen ausprobieren – also einmal mit der Spitze nach oben, jeweils einmal seitlich rechts und links, schließlich mit der Spitze nach unten ragend. Die letzte Variante ist für die meisten am Angenehmsten, weil die Abwärtskurve der Rundung der Zungenkurve entspricht. Aber wenn man es später mit echten Schwänzen zu tun hat, fragt normalerweise auch keiner, ob man es lieber nach oben oder nach unten gebogen hätte. Allerdings kann man durch unterschiedliche Neigungen des Gesichts den Einfuhrwinkel beeinflussen und damit zum Beispiel dafür sorgen, dass die Eichel nicht in die Kehle, sondern in die Wangentasche schießt. Mit einem allseitigen Banana Blowjob bist du zumindest vom Grundgefühl für alle Eventualitäten gewappnet.

Mit der Spitze nach unten ist gut. Die Abwärtskurve passt zur Zungenrundung.

▼ Übung 4: Gummi-Biss

Ein Kurztest! Dabei kommt die Salatgurke zum Einsatz, die du vorher abgewaschen und getrocknet haben solltest. Jetzt ziehst du ein Kondom drüber. Dann: Das bewährte Prinzip. Ab in den Mund damit und so weit geschoben, wie es geht. Im Normalfall steigert sich das Schwierigkeitslevel dabei ein wenig, weil Gurken in der Regel dicker sind als Bananen. Aber wozu das Kondom? Ganz einfach. Erstens: Um zu testen, ob du mit Gummis blasen kannst und willst. Besonders, wenn du es willst, solltest du vorm Ernstfall schon mal den nicht unbedingt angenehmen Geschmack der Dinger getestet haben. Auch wenn ich selber nicht auf Aroma-Präser stehe, würde ich sie in diesem Fall dringend empfehlen. Bei denen ist der eigenwillige Gummigeschmack immerhin ein bisschen von Fruchtaromen überdeckt. Du kannst ja der Konsequenz halber »Banane« wählen. Zweitens: Durch das Gummi hindurch kann man geschützt auf die Gurke beißen, ohne gleich ihre Schale zu zerstören und sie brüchig zu machen. Dadurch können Mundtiefen-Bestmarken sowie mögliche Rekorde mit Bissmalen festgehalten und nach dem Abziehen des Kondoms kontrolliert werden.
Ergebnisse des Kurztests: Du weißt, wie Blasen mit Kondom schmeckt, und du kannst persönliche Zentimeterrekorde messen. Außerdem hast du dich schon mal an die Gurke gewöhnt. Die kommt gegebenenfalls bei der nächsten Übung wieder zum Einsatz.

▼ Übung 5: Gurke reloaded

Hab ich vorhin erzählt, dass ich das Blasenüben mit Gemüse bescheuert finde? Ich nehme es zurück. Ich weiß, hab ich schon, aber erst nach dieser Übung war ich wirklich überzeugt. Weil sie so lustig ist. Wir basteln uns hier unseren eigenen Blas-Penis. Modell: »dicke Eichel«. Damit erleichtern wir hoffentlich den Schwierigkeitsgrad und nähern uns überdies der Realität ein wenig an. Denn: Kein Schwanz ist so massiv wie eine Salatgurke. Und ähnlich wie beim passiven Analsex, ist es oft schon die halbe Miete, wenn ein markanter Eichelring den Ringmuskel passiert hat. Aber eins nach dem anderen: Um

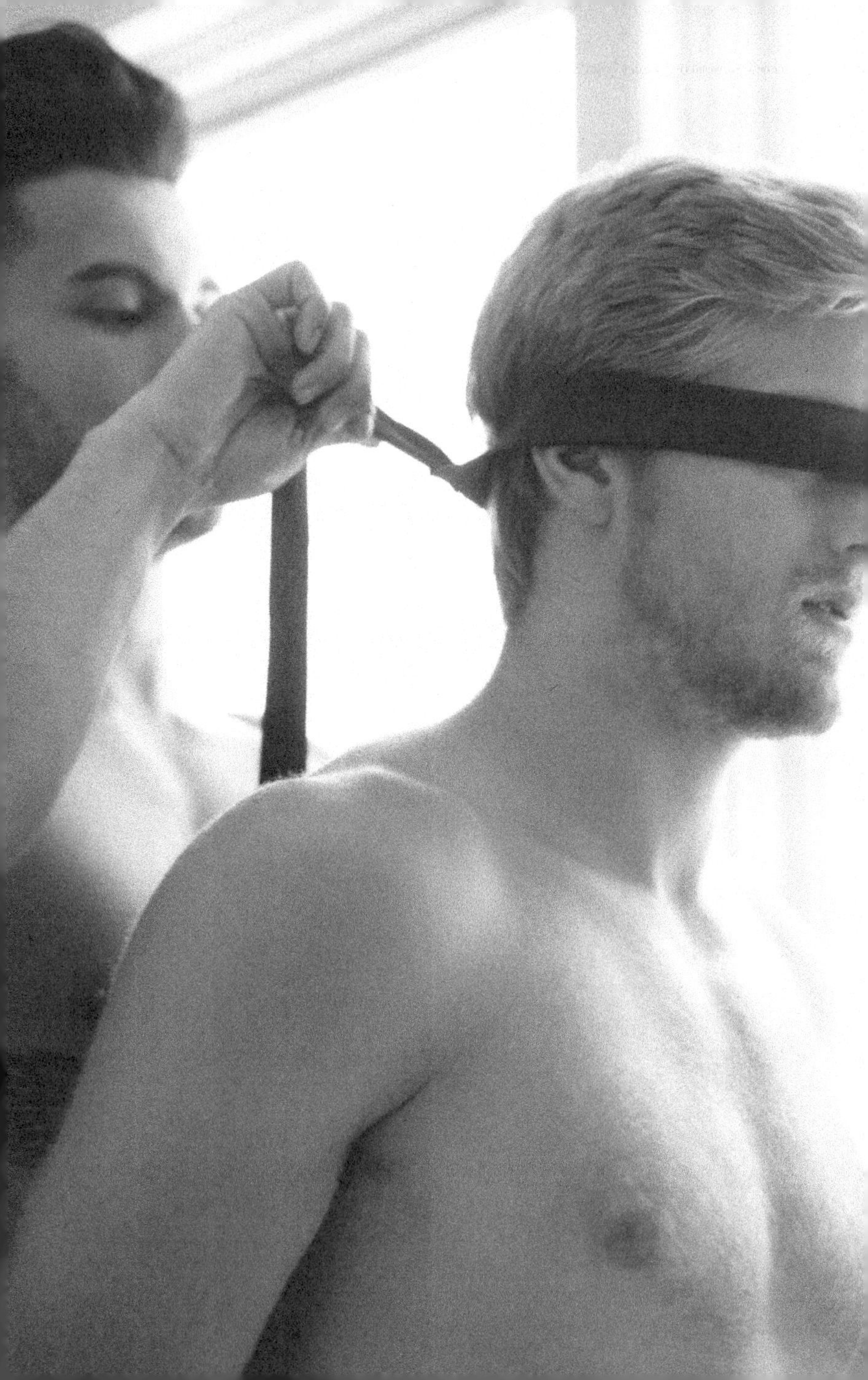

zum Ziel zu kommen, müssen wir zunächst ein bisschen schnipseln. Nimm die Gurke (ohne Gummi) in die Hand und schneide mit dem Messer zwei bis drei Zentimeter unterhalb der Spitze rundum einen Ring in die Schale. Nicht zu tief. Die Gurkenspitze darf nicht abbrechen. Drei Millimeter reichen. Danach schälst du die Gurke mit dem Messer vorsichtig von unten nach oben, sodass an der Ringschnittkante ein Absatz entsteht. Oder weniger artig formuliert: Sodass deine Gurke am Ende die Form eines Pimmel mit einer fetten Eichel hat. Der Rest dürfte klar sein. Mund auf, schieben und – wahlweise mit oder ohne Gummi – Zentimeterrekorde brechen. Du wirst merken, dass das Blasen dank des verschlankten Gurkenschafts deutlich leichter fällt als mit ungeschälter Gurke. Nimm diese Entwicklung als Ausblick in die Zukunft. Denn auch wenn ich meinen Frieden mit den lebensmittelechten Blasübungen gemacht habe, hat sich an meiner Meinung über sie doch nichts geändert: Wenn man mit ihnen fertig ist, weiß man die Flexibilität von echten Schwänzen doppelt zu schätzen. Und damit auf zur letzten Übung.

Der Do-it-Yourself-Charme dieser Blasübung steigert das Vergnügen.

Achtung: Den handwerklichen Teil dieser Übung müssen Besitzer von Realistic Dildos nicht unbedingt mitmachen. Sie haben schließlich schon einen Phallus-Ersatz mit Eichel. Aber ganz ehrlich: Das Schnipseln macht durchaus Spaß, und der Do-it-yourself-Charme der anschließenden Blasübung erhöht das Vergnügen. Außerdem rutscht und schmeckt Gurke besser.

▼ Übung 6: Blickdicht-Blickecht

Respekt! Jetzt hast du bereits Eis am Stiel, ein Sektglas, Bananen, Gurken und irgendwie auch Gummis geblasen. Ich nehme an, du wirst dabei nicht besonders darauf geachtet haben, was deine Augen dabei getan haben. Blickst du zur Decke oder stur geradeaus, guckst du gleichzeitig Pornos, oder hattest du die Augen zu? Wenn Letzteres der Fall ist, brauchst du den Blickdicht-Teil dieser Übung nicht mitzumachen. Denn du hast dich offenbar intuitiv auf dein Einfühlungsvermögen und die Funktionalität deiner Blasinstinkte verlassen. Alle anderen können dieser Grundhaltung mithilfe der Augenbinde näher kommen. Lege denjenigen Phallus-Ersatz, mit dem dir die Übungen am meisten behagt haben, griffbereit neben dich und ziehe dann den Sichtschutz über. Danach kannst du die Augen sowieso schließen, denn es gibt ja nichts mehr zu sehen, in jedem Fall aber hast du alle bewussten und unbewussten optischen Reize ausgesperrt und kannst dich noch mal ganz auf das Luftanhalten, den Würgepunkt und die Schnappbewegungen der Lippen konzentrieren. Zugegeben: Gerüche jeder Art treten bei einer solchen Sichtsperre in den Vordergrund, und du wirst zwischen den Gurken-, Bananen- oder Gummidüften schmerzlich einen sexuell anregenden Geruch vermissen. Das sollte dir aber nur umso klarer machen, wie sehr der Geruch von Schamhaaren und/oder Schwanzschweiß das Vergnügen vergrößert.

Wenn du dich genug eingefühlt und konzentriert hast, drehen wir den Spieß um. Jetzt kommt noch mal der Spiegel zum Zuge. Stell ihn so auf, dass du dir selbst beim Blasen zugucken kannst. Am besten geht das, wenn du den Spiegel gegen eine Wand lehnst und dann die Blasposition auf allen Vieren über dem Partner kniend simulierst. Dann beobachte deine eigene Mimik beim Blasen. Wirkt sie begierig oder nur angestrengt? Oder ist da Kampfeslust, Hingabe oder Vergnügen in deinem Blick? Zum Verständnis: Du sollst dir hier nicht selber Geilheit vorspielen oder üben, beim Blasen gut auszusehen! Ein Spiegel ist kein Kommunikationspartner, und es ist logisch, dass mit Früchten und Gemüse schwerlich echte Lust aufkommt. Aber das Beobachten der eigenen Mimik wird dich für den späteren Blickkontakt mit dem Partner wappnen und sensibilisieren. Und sei es nur, damit du ihn nicht vergisst. Statt eines Spiegels kannst du natürlich auch deine Handykamera mitlaufen lassen und die Filme später beurteilen. Obwohl ... Wer will schon gern Filmchen von sich beim Oralsex mit Gurken haben? Andererseits ... Bei anderen Leuten haben schon absurdere Aktivitäten zu Youtube-Ruhm geführt. Warum also eigentlich nicht?

Und nun: Glückwunsch zur Absolvierung des Blowjob-Bootcamps. Ob es etwas gebracht hat, kannst du relativ leicht selbst feststellen, indem du mindestens die Hälfte der folgenden Fragen mit Ja beantwortest.

1) Sieht dein Zimmer jetzt aus wie Sau?
2) Sind dir beim Training mal die Tränen in die Augen geschossen?
3) Musstest du mindestens einmal so richtig schlürfen oder sabbern?
4) Hast du ein ganz klein wenig Sodbrennen?
5) Hast du mindestens einmal über dich selbst gelacht?
6) Fühlst du dich jetzt (sei es aus Verzweiflung oder aus Selbstbewusstsein) reif für einen echten Schwanz?

Auf der nächsten Seite gibt's noch Tipps zum Würgereiz-Bändigen!

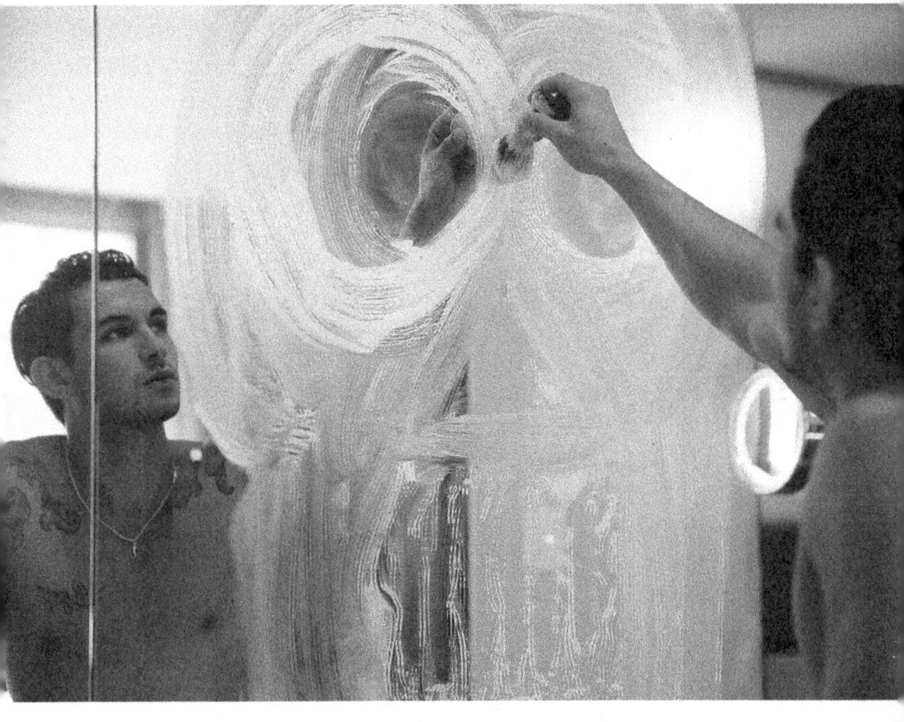

SIEBEN TECHNIKEN, DEN WÜRGEREIZ ZU BÄNDIGEN

1 – Daumendrücken
Ein Placebo-Ablenkungsmanöver, aber bis zu einem gewissen Grad funktioniert es: Klappe vor dem Blasen den Daumen deiner linken Hand in den Handteller und mach dann eine Faust. Der Rest ist Daumendrücken mit erhöhter Deep-Throat-Toleranz.

2 – Betäubungsspray oder Tabletten
In Sexshops heißen Sprays, die den Rachen leicht betäuben, Blow Job Spray oder EZ2SUCK, in der Apotheke gibt es sie unter Handelsnamen wie Aocin oder Xylocain als Mittel gegen Halsschmerzen. Wirkstoff sind in der Regel Lidocain oder Benzocain. Letzteres kommt auch bei Verzögerungssalben zum Einsatz, die vorzeitige Samenergüsse verhindern sollen. Bezogen auf Blowjobs kann ich persönlich das kratzige und etwas taube Gefühl, das das Zeug im Hals verursacht, nicht gut ab, kann es also nicht wirklich empfehlen, aber zu meiner Überraschung mindert es tatsächlich den Würgereiz.

3 – Position ändern
Einen Schwanz an sich kann man nicht beliebig verdrehen wie eine Banane, dafür kann man selbst um ihn herum rotieren. Zumindest, wenn der Partner liegt. Was ich damit sagen will: Wenn du beim klassischen Frontalschlucken schnell an Grenzen stößt, probier es mal seitlich oder kopfüber (also wie in der 69er-Stellung). Manchmal schlägt man dem Würgereflex schon dadurch ein Schnippchen, dass man den Winkel ändert, in dem Schwanzspitze und Kehle aufeinandertreffen.

4 – Schlucken
Schlucken, bevor's kommt! Oder anders gesagt: Wenn du merkst, dass der Würgereiz sich Bahn bricht, überliste ihn, indem du ihn »runterschluckst«. Dass das mit dem Schlucken gar nicht so einfach

ist, wenn man eine Maulsperre hat, haben wir schon beim »Blick ins Glas« gemerkt, aber am Ende ist es Übungssache. Schon Gina Wild ist dank dieser Methode zur Rekordbläserin geworden.

5 – Der »Hummer«

Nein, es geht hier nicht um das zehnfüßige Krebstier mit den scharfen Scheren. Der Titel steht in Klammern, weil er sich vom Englischen »Humming« (Summen) ableitet. Die Lehre dahinter ist folgende: Wenn die Eichel die Kehle trifft, summ dein Lieblingslied, und schon ist der Würgereiz vergessen! Dabei geht es weniger um den jeweiligen Song als um den Akt des Summens. Um keine falschen Signale auszusenden, solltest du also nach Möglichkeit versuchen, deinem Partner das Summen als Genussschnurren zu verkaufen.

6 – Schummeln

Wenn sonst gar nichts hilft, muss man halt schummeln. Die »Manschette« (Schwanzlänge durch Umschließen der Peniswurzel mit der Faust abkürzen) ist eine Möglichkeit, dem Deep-Throat-Würgen per Vermeidungsstrategie ein Schnippchen zu schlagen. Umgekehrt kannst du dir deine zur Röhre geformte Hand (offene Faust) auch direkt vor den Mund halten und damit quasi zur Verlängerung deiner Mundhöhle machen. Du solltest sie dafür gut mit Gleitmittel einölen.

7 – Dranbleiben

Es ist ein öder Pädagogenspruch, aber er stimmt nun mal: Übung macht den Meister. Mach dir also klar: Das Blowjob-Bootcamp ist dazu da, deinen Ehrgeiz zu wecken und deine Sensoren auszufahren. Zur vollendeten Tiefkehlendose wirst du aber erst, indem du die Übungen stetig wiederholst und dann möglichst regelmäßig mit Partnern weiterpraktizierst!

Ran an den Schwanz – gewusst wie!

Eins muss klar sein: Früchtelutschen ist lehrreich und lustig, aber man sollte darüber nicht vergessen, wo man eigentlich ranwill – an die Genitalien der Geschlechtsgenossen. Nur mit ihnen kann man das Faszinosum Blowjob wirklich erschließen. Außerdem hilft das ausgiebigste Blowjob-Bootcamp nichts, wenn man die dort erworbenen Fähigkeiten nicht irgendwann an echten Männern testet – bei Dates, beim Cruisen oder mit Fickfreunden und Lovern. Letztere sind logischerweise das intimste und geduldigste Testgebiet. Man kann sich mit ihnen Zentimeter für Zentimeter vorarbeiten, und dank ihrer dauerhaften Verfügbarkeit auch die sehr hilfreiche Technik des »Steifblasens« anwenden. Heißt: Man nimmt den Dödel im schlaffen oder halb steifen Zustand in den Mund und lutscht ihn durch gezieltes Vor und Zurück sowie Zungenmassage auf volle Härte und Größe. Meist schafft man dadurch von vornherein mehr zu schlucken, als wenn der Hammer schon beim ersten In-den-Mund-Nehmen beinhart ist. Der Rest ist wie mit den Bananen – je nach Schwanzgröße ein gezieltes, und vor allem wiederholtes Provozieren des Würgereflexes mit dem Ziel, die Toleranzspanne allmählich zu steigern. Dabei immer schön darauf achten, dass du beim wirklichen Deepthroat die Luft anhältst. Mit dem häufig empfohlenen Bei-vollem-Mund-durch-die-Nase-Einatmen solltest du sparsam umgehen. Es hat meist nicht den Effekt, dass man länger durchhält, sondern führt eher dazu, dass man wenig später mehr vom Passivsschwanz freigeben muss, als man beabsichtigt hatte. Man kann also auch gleich die Pausen, in denen der Partnerständer halb oder ganz aus dem Mund flutscht, zum Luftholen nutzen. Zumal Blowjobs sowieso selten aus minutenlangen Schwanz-im-Mund-Phasen bestehen, sondern das luststeigernde Spiel des Loslassens und Zustoßens den Reiz ausmacht. Außerdem macht atemloses Schnaufen viele Passive nur noch geiler. Was es ansonsten an Gos und No Gos gibt, behandeln wir im nächs-

Vorzüge von Fickfreunden und Lovern: Intimität, Geduld, Verfügbarkeit.

ten Kapitel, an dieser Stelle soll es um die unterschiedlichen Methoden gehen, kompatible Sexgefährten aufzugabeln. Dank Online- und App-Dating ist es ja mittlerweile außerordentlich einfach, an Partner zu kommen, die die Dienste williger Bläser nicht nur zu schätzen wissen, sondern explizit suchen. Aber das Internet ist nur die Nummer eins von vier gängigen Wegen an Passiv-Hengste zu kommen.

▼ Blas-Dating

Um es mal ganz schonungslos zu sagen: Die schwule Welt hat nicht unbedingt auf dich gewartet. Um das zu erkennen, musst du bei Dating-Portalen nur mal gezielt die Suchworte »Blowjob« oder »blasen« eingeben. Du wirst sehen, dass du hunderte von Treffern bekommst, von denen die meisten von anderen »Blasnutten«, »Bitchfaces«, »Cum-Huren« und »Maulfotzen« stammen – weiteren aktiven Bläsern auf der Suche nach Passiven also. Oder um es schnöde auszudrücken: von der Konkurrenz. Doch wir sind nicht hier, um die Flinte ins Korn zu werfen. Du musst nur ein bisschen Kreativität und Geduld mitbringen, um kategorische Blowjob-Empfänger zu finden. Mit Suchbegriffen wie »Blasmich« oder »Suckme« zum Beispiel. Oder indem du die Quickie-Profile gezielt nach Vorlieben durchforstest. Gegebenenfalls auch, indem du die blas-spezifischen Aktiv-passiv-Zuschreibungen erst mal außer Acht lässt und die Profile der »Nur aktiv«-Kandidaten durchstöberst, zu deren Selbstverständnis häufig gehört, dass sie sich selbst nicht penetrieren lassen (weder oral noch anal), dafür aber ausschließlich auf der Suche nach Kerlen sind, die dazu bereit sind. In solchen Fällen solltest du vorher allerdings mit dir selbst in Klausur gehen, ob du für eine anale Erweiterung des Blowjobs bereit bist. Dein Partner wird sie beim Date vermutlich einfordern. Wenn du keinen Bock auf so was hast, schreib ihm vorher, dass du ausdrücklich nur blasen willst. Ohnehin gehören klare Absprachen zur Fairness dazu. Versprich also nichts, was du nicht

> ***Die Konkurrenz unter »Blasnutten« und »Maulfotzen« ist groß.***

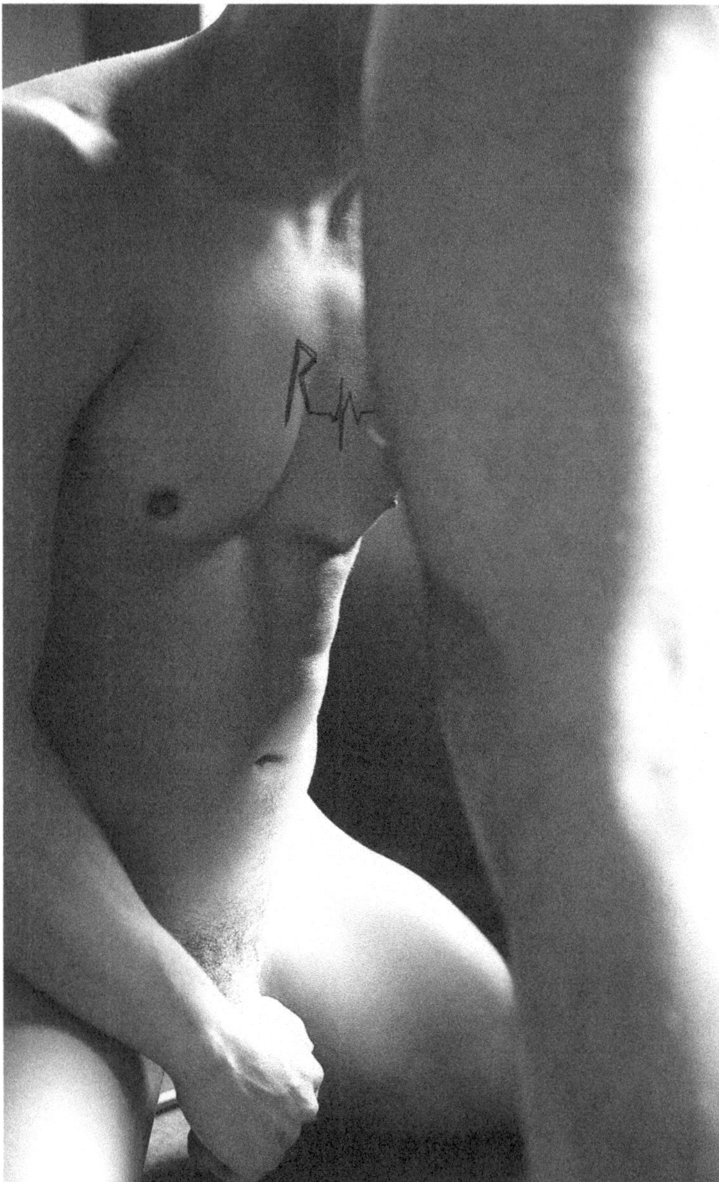

halten kannst und nimm den Mund im Profiltext noch nicht zu voll. Du wirst merken, dass viele andere mit diesem Grundsatz sehr lax umgehen. Das ist manchmal ziemlich frustrierend, aber es heißt nicht, dass du es genauso machen darfst und solltest. Sag dir immer: Wer in seinem Profil bei Schwanzgrößen, Vorlieben oder Safer-Sex-Maximen rumlügt, hat keinen Power-Blowjob verdient. Das gilt auch für dich selbst. Alles Weitere ist Technik, Glück und zwischenmenschliche Chemie. Der schönste Schwanz bringt nichts, wenn sein Besitzer nicht mit ihm umzugehen weiß. Wenn du ihn allerdings magst und er fortbildungswillig ist, kannst du ihm ja beim zweiten Date dieses Buch mitbringen und das »Augen zu!«-Kapitel ans Herz legen. Und um noch mal auf dein eigenes Dating-Profil zu kommen: Gib ihm einen aussagekräftigen Namen, der Rückschlüsse auf dein Schwanzlutscher-Dasein zulässt und der am besten nicht schon in tausendfach durchnumerierter Form durchs Portal geistert. So können dich Interessenten schneller finden. Stell Fotos ein, die möglichst viel von dem zeigen, was dich auszeichnet und sexy macht. Achte darauf, dass deine Bilder aktuell bleiben. Verfasse einen Text, der deine Wünsche auf den Punkt bringt und nicht ausschweift. Das beinhaltet, dass du, solltest du wirklich nur zum Blasen, aber nicht zum Ficken bereit sein, diese Info auf jeden Fall im Profiltext unterbringst. Und: Wenn du chattest, wisse, was du willst und bleib freundlich, aber bestimmt. Alles andere führt nur zu Nerventerror.

▼ Blas-Cruising

Wer die zuvor erwähnte Nummer mit dem Glory-Hole-Marathon reizvoll findet, fühlt sich in dieser Kategorie sicher zu Hause. Aber er sollte sich auch darüber im Klaren sein, dass er sich das Leben zuweilen schwerer macht als unbedingt nötig. Denn natürlich ist Cruising noch viel mehr Glückssache, als es Dating-Apps sind. Wer in Saunen, Parks oder eben Darkrooms nach dem Partner für den nächsten Blowjob sucht, läuft immer Gefahr, dass er vor leerem Haus steht. Oder dass er nur auf Männer stößt, die ebenfalls Blasmäuler sind. Oder dass alle reizvollen Passivschwänze schon besetzt sind. Mit anderen Worten: Man braucht gegebenenfalls mehr Geduld und

Kompromissbereitschaft als bei der gezielten Online-Suche. Es gibt natürlich auch Vorteile: Man kriegt die aufgeladene Atmosphäre der Sexjägerei mit, man hat die Chance auf spontane Gruppenbildungen, und vor allem hat man die Ware direkt vor der Nase. Darüber hinaus sind die Mechanismen der Kontaktaufnahme fast schon wieder vergleichbar. Man muss optisch den Geschmack des Gegenübers treffen, und man muss beim Anbändeln den richtigen Ton finden. Generell gilt: Beherztes Zupacken kommt besser als unentschlossenes Gelauer. Zudem solltest du schnell klarmachen, dass du an den Schwanz des Gegenübers ranwillst, damit er weiß, was er von dir zu erwarten hat. Den Rest bestimmen Einsatzbereitschaft und Konkurrenz. In dieser Reihenfolge. Wenn du dich nicht anstrengst und dein Partner sich langweilt, läufst du Gefahr, dass andere Maulhuren ihn dir wegschnappen. Das kann in diesem Kontext ganz schnell gehen. Und um noch mal aufs Glory Hole zurückzukomme: Glaube nicht, dass du dich nur eine Nacht mit gespitzten Lippen vor's Loch setzen musst, und schon schwebt dir eine Latte nach der nächsten in den Mund. Die wenigsten Darkrooms arbeiten mit einer klaren Aufteilung, bei der die Aktiven auf der einen Seite hocken und die Passiven von der anderen Seite kommen. Vielmehr münden viele Glory Holes in Kabinen, die zum Ficken genutzt werden – was dazu führt, dass ein blasfreudiger Voyeur vorm Bullauge zuweilen als lästig empfunden und mit einem ins Loch gestopften T-Shirt »ausgeschaltet« wird. Nimm also deine Position als »Aktiver« zum Anlass, Eigeninitiative zu zeigen, anstatt dich mit geöffnetem Mund in die Ecke zu setzen und zu warten, dass jemand kommt.

▼ Blas-Partnerschaften

Es lebe das Nischenwesen! Nach Zweierbeziehung, Polyamorie und Fickfreundschaft, kommt hier der neue Schlager im Angebot der sexuellen Lebensentwürfe: die Blas-Partnerschaft. Zugegeben, eine nicht ganz ernst gemeinte Kategorie. Schließlich kann sie nichts anderes sein als eine Fickfreundschaft mit Ausrichtung auf Oralsex. Solch explizite Modelle kommen vermutlich nicht häufig zustande. Wenn doch, würde ich dazu raten, die monothematische Ausrichtung zwischenzeitlich auf den Prüfstand zu stellen, um das Missverständnis zu vermeiden, dass sich das, was als Blas-Partnerschaft begonnen hat, mit der Zeit nicht zu einem beidseitigen Fickbedürfnis ausgewachsen hat, das aufgrund seiner Unausgesprochenheit nur keiner bemerkt. Auch Schwule werden zu sexuellen Gewohnheitstieren. Aber du musst ja nicht dazugehören. Ansonsten will ich mit dieser Kategorie eigentlich nur das eingangs angerissene Modell einer Freundschaft mit sexuellen Vorzügen ins Feld führen. Gerade Anfängern kann ich diese Möglichkeit nur wünschen und ans Herz legen. Es gibt nichts Schöneres und Entspannteres, als das Ausloten von Bedürfnissen und Optionen gemeinsam mit einem vertrauten Menschen vorzunehmen, vor dem man sich nicht schämt Fantasien zuzugeben und den man obendrein attraktiv genug findet, um sie gleich mit ihm in die Tat umzusetzen. Von der Romantik, die diesem Zustand innewohnt, abgesehen, schützt er vor allem davor, emotional verletzt oder rücksichtslos benutzt zu werden. Ein großer Vorteil in der teilweise sehr zynischen und abgewichsten schwulen Dating-Welt. Um zu diskutieren, ob derartige Kumpaneien am Ende nicht mehr bindendes Potzenzial haben als das immer noch sehr dominante Modell der Zweierbeziehung, sind wir nicht hier, aber man kann durchaus drüber nachdenken. Wer allerdings die Frage stellt, wie man so einen Blas-Partner (oder eben Fickfreund) findet, kann eigentlich nur dem Ruf der eigenen Instinkte folgen. Eine Anleitung gibt's dafür nicht. Nur so viel: Wo Gleichberechtigung, Toleranz, Vertrauen, Geborgenheit und ein Mindestmaß an sexueller Anziehung im Spiel sind, kann es klappen. Wann das der Fall ist, muss jeder selbst spüren. In vielen Fällen bedarf es dafür nur der Überwindung von stereotypem Denken, unrealistischen Wunschvorstellungen und einer gewissen Arroganz. Konkret: Die Maxime »Wir sind Kumpels, da ist Anfassen tabu« ist nicht hilfreich. Der Gedanke »Eigentlich entspricht er überhaupt nicht meinem Beuteschema« ebenso wenig. Die Haltung »Zusammen ausgehen ist okay, aber fürs Bett müssen

Haben Blas-Kumpaneien mehr Potenzial als Zweierbeziehungen?

meine Typen durchtrainierter sein« sowieso nicht. Der Rest ist eine bewusste Abkehr vom besagten Nischendenken. Die Definitionsfrage »Wir haben regelmäßig Sex, sind wir deswegen jetzt ein Paar?« sollte schlicht keine Rolle spielen. Ein riesengroßer Gehirn-Marathon also – den man leichter hinbekommt, wenn man sich vorher das Gehirn freigeblasen hat.

▼ Blas-Orgien

Eine organisierte Mischung aus Dating und Glory-Hole-Schule ist die organisierte Bukkake-Orgie. Dabei sitzt ein Einzelner oder eine Gruppe von Aktiven in der Mitte und bläst eine Gruppe von Passiven erst ab, um dann von ihnen angespritzt zu werden. Diverse Planetromeo-Clubs, die sich unter Suchbegriffen wie »Gangbang«, »Sexparty« oder eben »Bukkake« finden lassen, widmen sich der Verwirklichung dieser weit verbreiteten Sexfantasie. Abgesehen von einigen Bukkake-Foren geht es dabei allerdings in den seltensten Fällen nur um Blowjobs. Davon abgesehen sind diese Veranstaltungen nichts für Anfänger, und ohne einen gewissen sexuellen Erfahrungsgrad, hat man bei ihnen in der Regel keinen Zutritt. Das ist gut so. Solltest du noch am Anfang deiner Bläserkarriere stehen, spar dir so was für einen Zeitpunkt auf, an dem du genug Erfahrung gesammelt hast, um realistisch einschätzen zu können, was du aushältst, was du willst und wie du deine Bedürfnisse gegenüber anderen erfolgreich artikulierst. Anders gesagt: Eine Blasorgie ist kein Grundkurs, sondern ein Aufbaustudium. Sie sollte also eher das Ziel sein als der Weg dorthin.

Eine Bukkake-Orgie ist kein Grundkurs sondern ein Aufbaustudium.

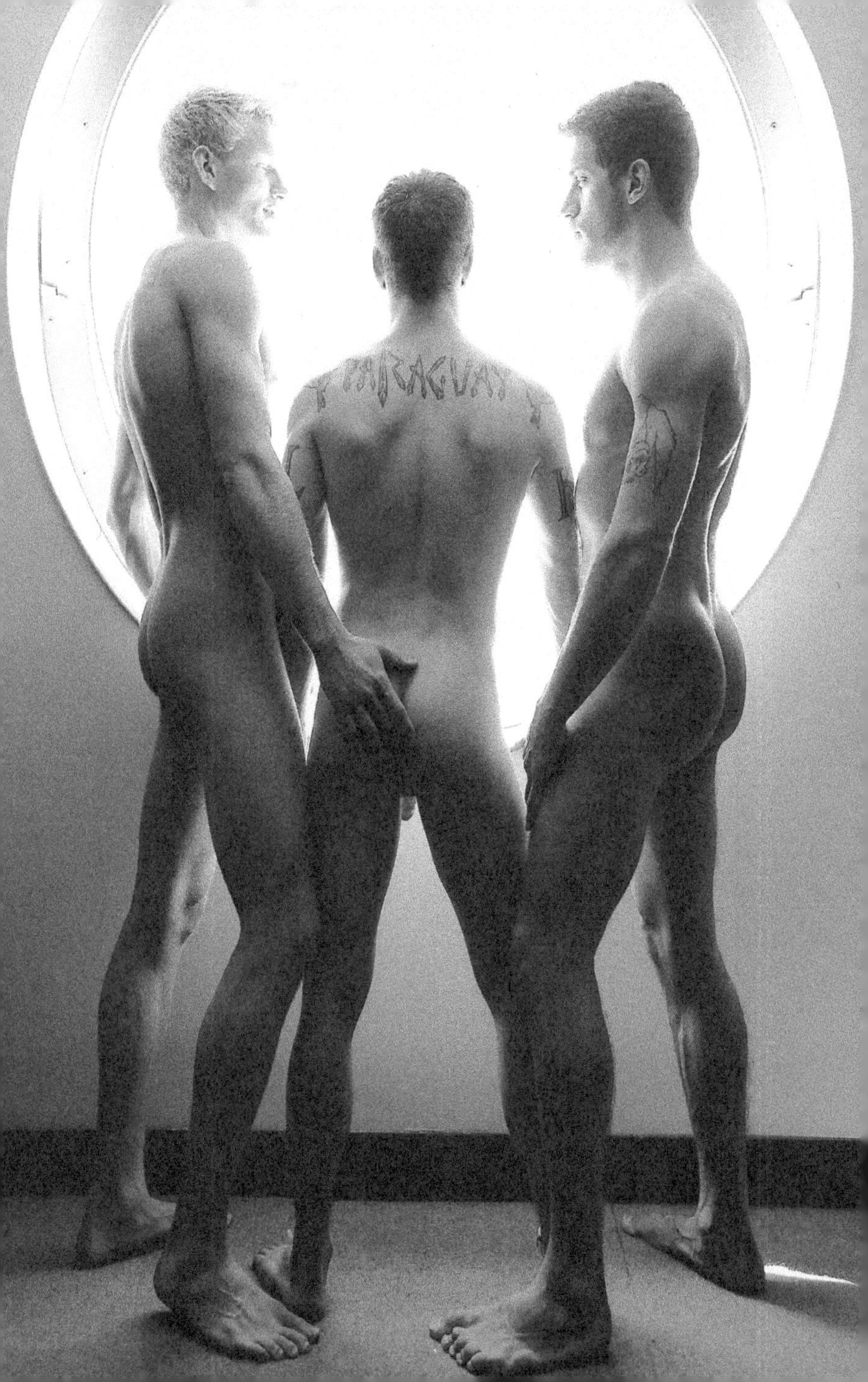
PARAGUAY

Dos beim Schwanzlutschen

1 – Komplimente machen
Gerade Kerle, die sich gerne blasen lassen, sind im Herzen Machos. Machos bekommen gern Komplimente – für ihren Geruch, ihren Schwanz, dessen Härte ... Lass dir was einfallen. Solange es glaubwürdig ist, ist alles erlaubt. Umgekehrt (auch wenn es bei den Don'ts nicht vorkommt) ist es indiskutabel, über Körperteile oder -funktionen zu spotten. Selbst wenn jemand im Profil bei der Schwanzgröße geschummelt hat: Bleib höflich oder zumindest sachlich.

2 – Geil sein!
Manchmal hab ich das Gefühl, gerade aktive Bläser vergessen, dass Geilheit zwei Seiten braucht, um zu wachsen. Man muss beim Blasen zwar Freude daran haben, Männer zu bedienen, aber man ist kein Dienstleister, der einen Service liefert! Wenn du vom Gegenüber verlangst, eine Latte zu haben, solltest du ansatzweise selbst eine haben.

3 – Flexibilität und Kreativität
Blasroutine ist gut, aber sie muss verhandelbar bleiben. Sei aufgeschlossen für die Vorschläge deines Partners und konzentrier dich lieber auf Kniffe, die gut bei ihm ankommen, statt routiniert zu sein.

4 – Ausdauer und Kampfgeist
Auf die Gefahr hin, dass ich mich wiederhole: Kein Macker steht drauf, wenn du nach zwei Deep Throats die Lust verlierst und ihn zum Abspritzen drängst. Du solltest Ausdauer mitbringen und den Blowjob immer auch als Kräftemessen mit dem Stehvermögens des Passiven verstehen.

5 – Post-Orgasmus-Service
Ob dieser Punkt ein Muss oder ein No Go ist, kommt auf den Standpunkt an. An dieser Stelle ist gemeint: Wenn du vor deinem Partner kommst, brich nicht abrupt ab, sondern begleite ihn bis zum Orgasmus. Wenn nicht blasenderweise, dann zumindest mit Berührungen. Es sei denn, er sagt selber, dass er gar nicht kommen will oder muss.

Don'ts beim Schwanzlutschen

1 – Falsch essen

Ein Two-in-One-No-Go! Generell ist es nicht ratsam, sich vor dem Blowjob bis zum Anschlag den Bauch vollzuschlagen. Sonst erhöht sich die Gefahr, dass du kotzen musst. Darüber hinaus solltest du aus Rücksicht auf deinen Partner darauf achten, was du isst. Wenn dein Mund noch von Pepperoni brennt oder du gerade Fishermen's Friends hinter dir hast, könnte es sein, dass die Penisschleimhäute sensitiver Passiver darauf empfindlich reagieren.

2 – Schaben statt blasen

An dieser Stelle sei noch mal ausdrücklich vor nachlässigem Umgang mit den Zähnen gewarnt. Klar stehen einige darauf, wenn man mit sanften Bissen in Vorhaut oder Schaft Gas gibt, aber kaum einer schätzt beim Rein-Raus ein Schaben mit den Zähnen. Abgesehen davon, dass das schnell kleine Wunden verursacht.

3 – Überrumpeln und Überwinden

Zum Überrumpeln: Solange man keinen Quickie unter Zeitdruck macht, ist promptes Deepthroating für Passive eher überfordernd. Lass dir Zeit. Zum Überwinden: Wenn du etwas nicht willst, lass es. Es ist keine Höflichkeit, unappetitliche Schwänze zu schlucken.

4 – Ablenkung und Selbstbezogenheit

Auf der Go-Seite hab ich gesagt, du bist kein Dienstleister. Stimmt auch. Aber dein Partner ist es auch nicht. Selbst das einvernehmliche Benutzen und Benutztwerden beim Sex bedarf einer gewissen Hingabe. Wenn du nicht bei der Sache bist, mach was anderes.

5 – Post-Orgasmus-Unersättlichkeit

Ganz schlimm: Penetrante Marathonbläser, die selbst wenn der Partner unter seinen Orgasmusschüben bebt und zuckt, weiter nach seiner Lunte schnappen. Klar, das Spiel mit der Empfindlichkeit kann auch eine Sadomaso-Spielart sein. Die meisten finden das Nimmersatt-Syndrom aber eher nervig und unangenehm.

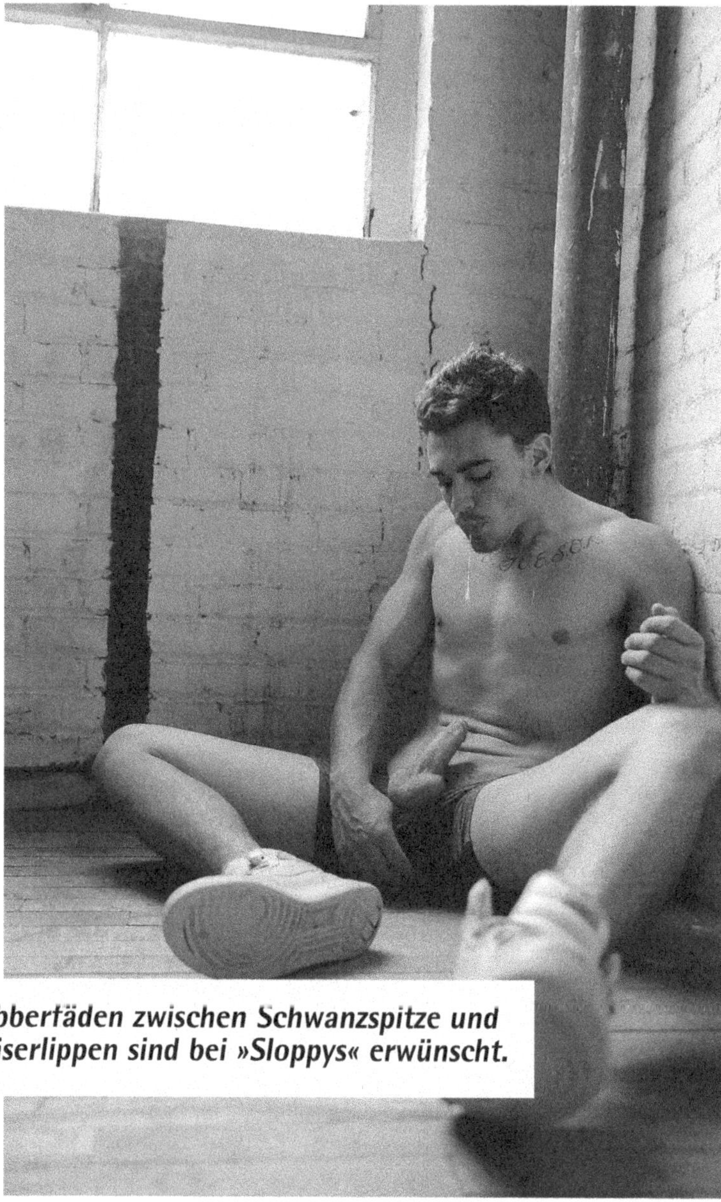

Sabberfäden zwischen Schwanzspitze und Bläserlippen sind bei »Sloppys« erwünscht.

Wunder der Technik: Blowjob-Methoden für Aktive

▼ Sloppy Style

Die einen schreien »Igitt!«, den anderen läuft das Wasser im Mund zusammen. Das Pikante an einem »Sloppy«-Blowjob ist, dabei alle Hemmungen fahren zu lassen und zu schlürfen, zu schmatzen und zu sabbern, was das Zeug hält. In gewisser Weise ein Inbegriff des Blasens, denn wirklich guter Oralverkehr ist immer feucht. Wer das leugnet, hat noch keinen gehabt. Da das mit der Hemmungslosigkeit Übungssache ist, solltest du für deine ersten Sloppys ein Umfeld wählen, in dem du keine Angst hast, etwas schmutzig zu machen – sei es, indem du sie Outdoor oder in einem Sexclub vollführst oder im (gefliesten) Badezimmer. Du kannst natürlich auch (wie viele Fans von Pissspielen) eine Folie im Wohnzimmer auslegen, bevor's losgeht. Das hat dann allerdings schon etwas sehr Unspontanes. Andererseits ... Was soll's? Die meisten von uns haben mindestens zwei Jahrzehnte in dem Bewusstsein verbracht, dass Sabbern und Sprotzeln nicht opportun sind, da muss die Abkehr von dieser Regel nicht unbedingt ein spontaner Akt sein. Noch mal zur Action: Wie gesagt, gehört es zum Programm die Säfte zum Fließen zu bringen. Sabberfäden, die zwischen Schwanzspitze und Bläserlippen baumeln, sind eine ausdrückliche Attraktion dieser Variante, und zwischenzeitliches Ausspucken wird unvermeidlich sein. Dass zu diesen Ausnahmezuständen meist leidenschaftliches Deepthroating gehört, versteht sich von selbst.

▼ Der Gimmick-Blowjob

Wo wir gerade beim Thema »sloppy« sind: Erinnert sich noch irgendwer an den Grapefruit-Blowjob, mit dessen Erklärung US-Fellatio-Expertin Auntie Angel im Frühjahr 2014 die Clickzahlen bei Youtube in schwindelnde Höhen trieb? Das Spektakuläre an dieser Technik sei, erklärte die Sexerzieherin, dass sie sich für den Passiven anfühle, als würde er gleichzeitig blasen und vögeln. Wie das geht, wollten Millionen von Menschen genauer wissen, und so wurde das Video, in dem Madame eine Grapefruit an beiden Seiten kappt, ein schwanzdurchmessergroßes Loch ins Fruchtfleisch schneidet, den dadurch entstandenen Fruchtring über einen Dildo stülpt und ihn dann zu blasen beginnt, ein virales Internet-Wunder. Wer das Ganze mal selbst ausprobiert hat, weiß, dass es mit dem Gleichzeitig-geblasenwerden-und-vögeln-Gefühl nicht sooo weit her ist und das Ganze in erster Linie eine außerordentlich saftige und klebrige Angelegenheit ist, aber kreativ ist die Idee allemal. Außerdem ist sie ein klassisches Beispiel für einen Gimmick-Blowjob. Man kann statt einer Grapefruit schließlich auch Reis, Piercings, Eiswürfel, Vibratoren oder Cockringe benutzen, um zusätzliche Anreize zu setzen. Genauer gehe ich darauf im »Bonusmaterial«-Kapitel auf Seite 104 ein. An dieser Stelle beschränke ich mich auf den Rat, mit den Gimmicks nicht zu früh anzufangen. Man sollte erst mal die individuellen zwischenmenschlichen Blowjob-Befindlichkeiten ausloten, bevor man sie mit Hilfsmitteln boostet. Wenn man die Vorlieben und Vorzüge des Partners kennt, kann man die Gimmicks auch viel gezielter aussuchen.

▼ Lippenbekenntnis

Das Rezept für diese Art von Bläserei lässt sich mit einer schlichten Anweisung auf den Punkt bringen: Lass die Zunge weg! Stattdessen konzentrier dich bewusst auf einen Rundum-Service mit den Lippen. Wenn er eine Vorhaut hat, zieh sie nach vorne und massier durch sie hindurch mit gegenläufigen Rechts-links-Bewegungen von Ober- und Unterlippe die Eichel (bei nicht vorhandener Vorhaut nur mit wirklich geschmeidigen Lippen und sehr viel Schmiere ratsam). Nutz die im Bootcamp erwähnten Schnappbewegungen, mit denen sich deine Lippen an seiner Latte hocharbeiten, dafür, mit zusätzlichen, gezielten Druckmomenten die Schwellkörper zu massieren. Kurzum: Überlass Dinge, die du sonst gegebenenfalls mit der Zunge machen würdest (über den Schaft lecken, die Eichel-

> ***Blasen ohne Zunge ist die orale Antwort auf die beliebte Disziplin »Freihändig«.***

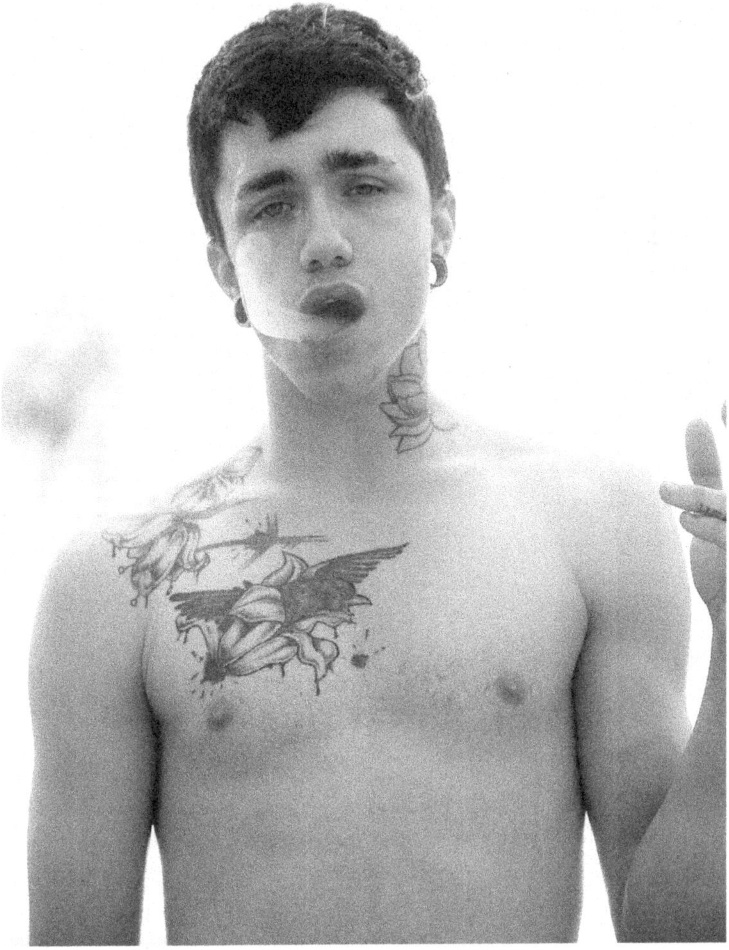

spitze kitzeln, Vibrationen erzeugen etc.) den Lippen. Du wirst sehen, dass die Konzentration auf ein Element dich erfinderisch macht. Dieses Prinzip kann man auch auf die beliebte Übung »Ohne Hände« übertragen. Letztere ist allerdings vor allem eine Gleichgewichts-, Geschicklichkeits- und Geduldsprobe und damit für den Passiven eher anstrengend.

▼ Der Devote

Die Aufforderung »Benutz mich« erfordert Selbstbewusstsein und Zutrauen in die eigenen Fähigkeiten. Man kann sich nicht benutzen lassen, wenn man selbst nicht weiß, wie man funktioniert. Außerdem bedarf es eines ebenbürtigen Partners, der verantwortungsvoll mit einer solchen Ansage umgeht. Es ist also ein Level für Fortgeschrittene, einen wirklich devoten Blowjob durchzuziehen. Ist man reif für dieses Level, ist es aber sehr geil. Man gibt die Regie aus der Hand und überlässt dem anderen, wie es weitergeht. Ein erfahrener Partner wird dieses Privileg einerseits ausnutzen, andererseits aber immer wieder die Frage stellen, ob du noch kannst. Das muss auch sein, denn das Benutztwerden hat nur einen Wert, wenn du dabei selber Spaß hast. Du kannst das Ganze zusätzlich selbst befeuern, indem du um seinen Schwanz und seine Stöße bettelst.

▼ Blinder Passagier

Im Blowjob-Bootcamp haben wir mit einer Augenbinde gearbeitet, um die eigenen Sensoren von optischen Reizen abschirmen und uns ganz auf das Gefühl beim Blasen konzentrieren zu können. Dieses Prinzip ergibt umgekehrt umso mehr Sinn. Du kannst die Augenbinde also auch jenseits der Bootcamp-Übungen zum Einsatz bringen, indem du sie deinem Lover anlegst – am besten überraschend genau in dem Moment, in dem das Rendezvous von Mund und Schwanz anfängt Fahrt aufzunehmen. Um keine Querelen mit Gleichgewichtsstörungen zu provozieren, sollte der Partner auf der Bettkante sitzen und sich mit den Händen nach hinten abstützen. Knie dich zwischen seine Beine, spuck auf seine Latte und massier sie ganz langsam mit den Händen. Lecke kurz über die Eichel, massiere weiter, nimm die Schwanzspitze zwischen die Lippen, lass dann wieder von ihm ab, massiere, und steigere die Intensität dann stetig. Ein sehr effektvolles Mittel ist auch, in den Pausen anzukündigen, was du als Nächstes vorhast. Damit setzt du Erwartungsmomente, die die Lust steigern. Ich weiß, dass das jetzt alles ein bisschen nach *50 Shades of Grey* klingt, aber wenn man heiß genug aufeinander ist, um sich beim Erzählen nicht blöd vorzukommen, bereitet man dem Partner unvergessliche Momente.

▼ Die Folter

Es gibt viele Möglichkeiten, den Partner beim Sex lustvoll zu foltern, und kaum eine Spielart eignet sich für dieses Prozedere so gut wie der Blowjob. Anders als zum Beispiel beim Analverkehr, kannst du hier relativ einfach komplett die Kontrolle übernehmen. Wenn dein Partner zum Beispiel auf dem Rücken liegt und du über ihn gebeugt sein Teil bearbeitest, hat er nicht viele Möglichkeiten, das Geschehen zu steuern. Man kann die »Folter« aber genauso gut anwenden, wenn er steht oder sitzt. Wie du dir vielleicht schon gedacht hast, geht es hier nicht darum, dem anderen Schmerzen zuzufügen, sondern darum, ihn zum Sklaven der eigenen Lust zu machen. Er muss richtig rollig sein, aber du ... lässt ihn zappeln. Du beugst dich vor und bläst seine Eichel, du nimmst sie kurz in den Mund, aber nur so lange, bis er gerade zu schnurren beginnt, und gerade, wenn er es nicht mehr erwartet, stößt du zu und verpasst ihm einen Höllen-Blowjob, bis du merkst, dass er kurz vorm Höhepunkt ist. Dann hältst du erneut inne und folterst ihn mit Orgasmusentzug. Wenn du es gut machst und dich nicht erweichen lässt, wird seine Lunte am Ende Sperma pumpen wie ein Springbrunnen.

> ***Nach der Folter pumpt die Lunte Sperma wie ein Springbrunnen.***

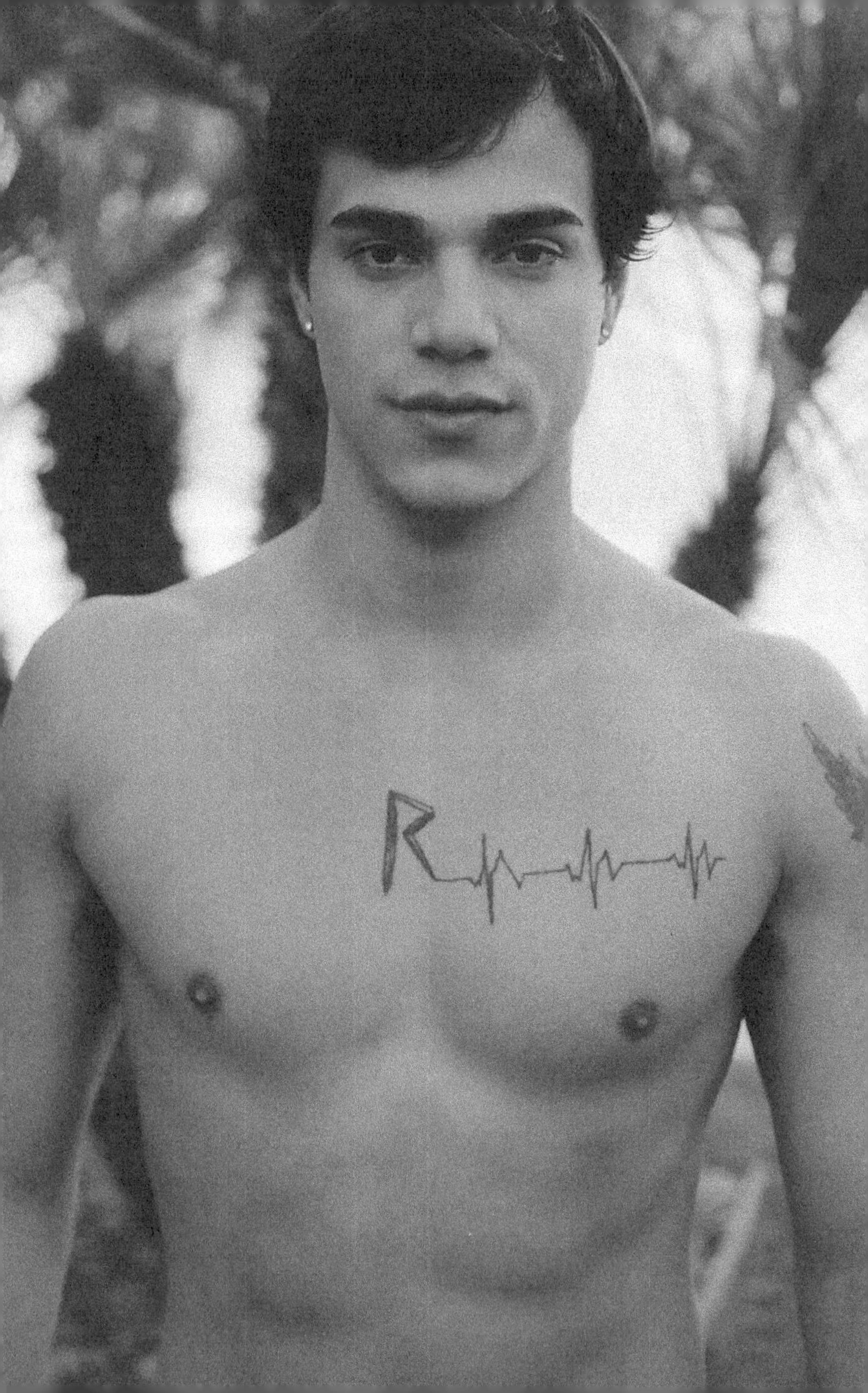

Das Cockyboys-Blowjob-Interview: Levi Karter »Blasen geht nur mit Liebe«

Für seine vergleichsweise jungen 23 Jahre hat Pornoidol Levi Karter viel erlebt. Bei seinem Stamm-Label Cockyboys war er als Bottom und als Top, als Darsteller und als Regisseur, für Soloszenen und für Doppelpenetrationen im Einsatz. Ein pornografisches Naturtalent also. Seine besondere Leidenschaft aber gilt dem Blowjob. Grund genug für ein Expertengespräch!

Wann hattest du deinen ersten Blowjob und wie war's?
Das war mit meinem allerersten Freund. Ich war knapp 15 und natürlich aktiv. Ich hab's von Anfang an geliebt.

Wie hast du herausgefunden, dass du lieber Blowjobs gibst, als welche zum empfangen?
Wann genau das war, kann ich nicht sagen, aber das war schnell klar. Ich denke, es liegt, daran, dass es mich wirklich geil macht, wenn ich merke, dass ich meinem Partner etwas Gutes tue. Ich gebe generell lieber, als zu nehmen.

Welche Eigenschaften braucht ein Bläser?
Übung und vor allem Zuneigung. Ich denke, es bedarf eines gewissen Maßes an Liebe, um hingebungsvoll blasen zu können.

Dein Expertenrat für Nachwuchsbläser?
Ich würde sagen, das Wichtigste ist, die Atmung unter Kontrolle zu haben. Das heißt manchmal auch: Luft anhalten. Beim Deep Throating sollte man zum Beispiel gar nicht atmen, auch nicht durch die Nase. Wer keinen Partner hat, kann mit Dildos üben. Wer einen hat, aber beim Blasen extrem sabbert und würgt, ebenfalls. Es sei denn, der Partner steht darauf. Bei Dildos aber darauf achten, dass keine unsinnig riesigen Größen benutzt werden.

Was hältst du von folgender These: »Blasen ist nicht nur Vorspiel, sondern eine Sexkategorie für sich«?

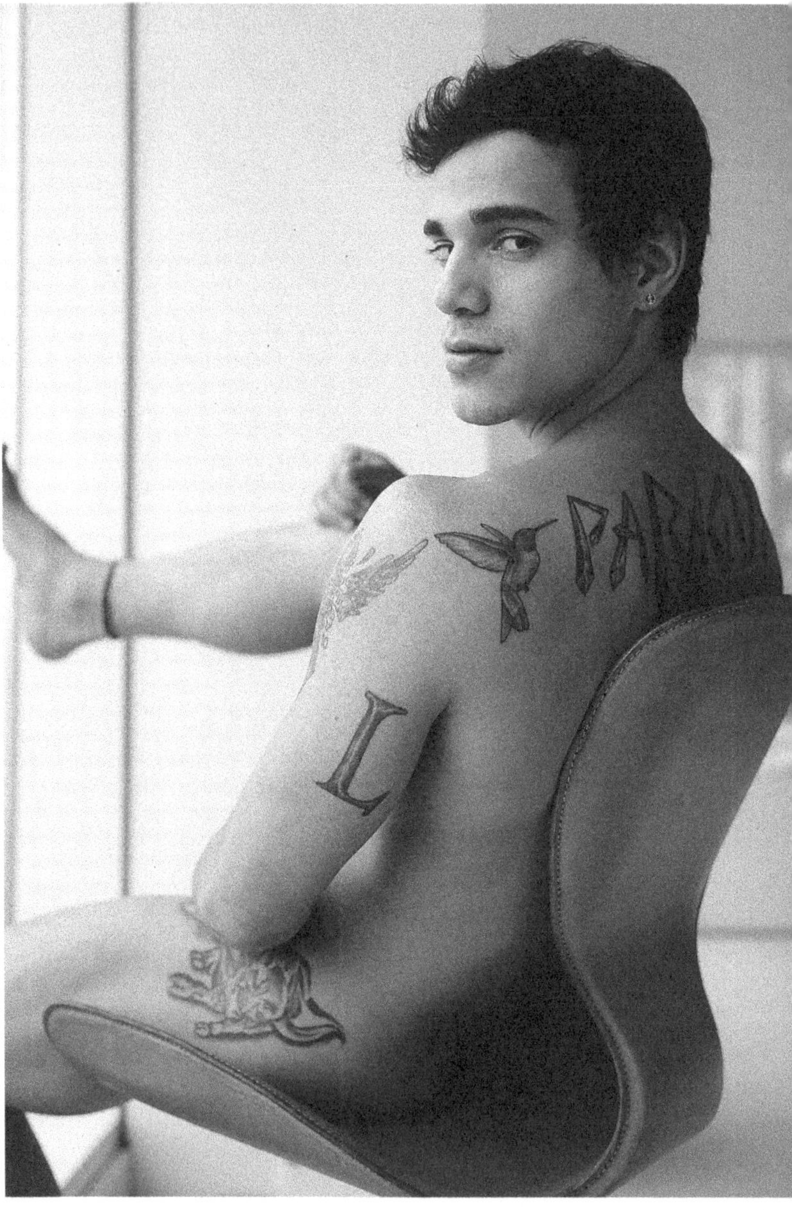

Kann ich uneingeschränkt zustimmen. Meiner Meinung nach hat man beim Oralverkehr mindestens genauso viel voneinander wie beim Analsex. Vielleicht sogar mehr. Kommt aber auch auf die Situation an. Bei mir persönlich hängt so was sehr von der jeweiligen Chemie mit dem Partner ab.

Wie findet man schnell und sicher heraus, welche Blowjob-Techniken bei einem Typen funktionieren und welche nicht?
Nichts auslassen und beobachten. Im Zweifelsfall wende ich alle Techniken an, die ich kenne, und offeriere dem Passiven damit ein Buffet von Möglichkeiten. Meist merkt man schon in der ersten Runde, was ankommt und was nicht. Manche Typen mögen es, wenn man bis zum Anschlag schluckt und ausharrt, anderen reicht es, wenn man an der Eichel lutscht und dabei den Schaft wichst. Anhand der Reaktionen auf das eine oder andere weiß man meist sehr schnell, wo die Reise hingeht.

Was macht dir persönlich beim Blasen am meisten Spaß?
Ich finde es super, einen geilen, halb steifen Schwanz komplett zu schlucken und dann zu spüren, wie er auf der Zunge pulsiert und im Mund steif wird.

Und andersrum? Was ist ein absoluter Abtörner?
Na ja, sauber sollten die Jungs schon sein. Ich nehme sie ja immerhin in den Mund. *(lacht)*

Die größte Herausforderung beim Blasen?
Ich würde sagen, Konzentration. Es ist immer scheiße, wenn ich in Gedanken abschweife, was aber auch mit meinem ADS zu tun hat. Was auch immer wieder aufs Neue eine Herausforderung ist, ist das Vermitteln von Bedürfnissen. Es fühlt sich nie gut an, wenn man Probleme hat, dem Partner verständlich zu machen, was man will.

Was schätzt du an einem passiven Partner?
Ich persönlich mag es dominant. Ein Typ, der meinen Kopf packt und entschieden auf seinen Schwanz drückt – das macht mich an.

Existiert die Schwanzkategorie »zu groß«?
Für mich? Nein! *(lacht)*

Muss man mit kleinen Schwänzen anders umgehen als mit großen?
Das passiert zwangsläufig. Manche Schwänze sind einfach nicht groß genug, um sie Deep Throat zu schlucken. Die reichen dann nur bis in den Rachen. Andere wiederum sind anfangs zu dick, um sie komplett in den Mund zu bekommen. Man muss sich intuitiv der Situation anpassen.

Deine denkwürdigster Blowjob-Unfall?
Keine Ahnung. Ich hab kürzlich mal wieder Sperma ins Auge bekommen. Zählt das als Unfall? *(lacht)*

Was hältst du von der Fetischisierung von »Facials« (ins Gesicht spritzen) und Spermaschlucken?
Ich liebe beides. Allerdings schlucke ich eher nicht, wenn ich selbst schon gekommen bin.

Wahr oder nicht wahr: »Es gibt zu viele Schwanzlutscher in der schwulen Welt«?
Nicht wahr. Es kann gar nicht zu viele Schwanzlutscher geben.

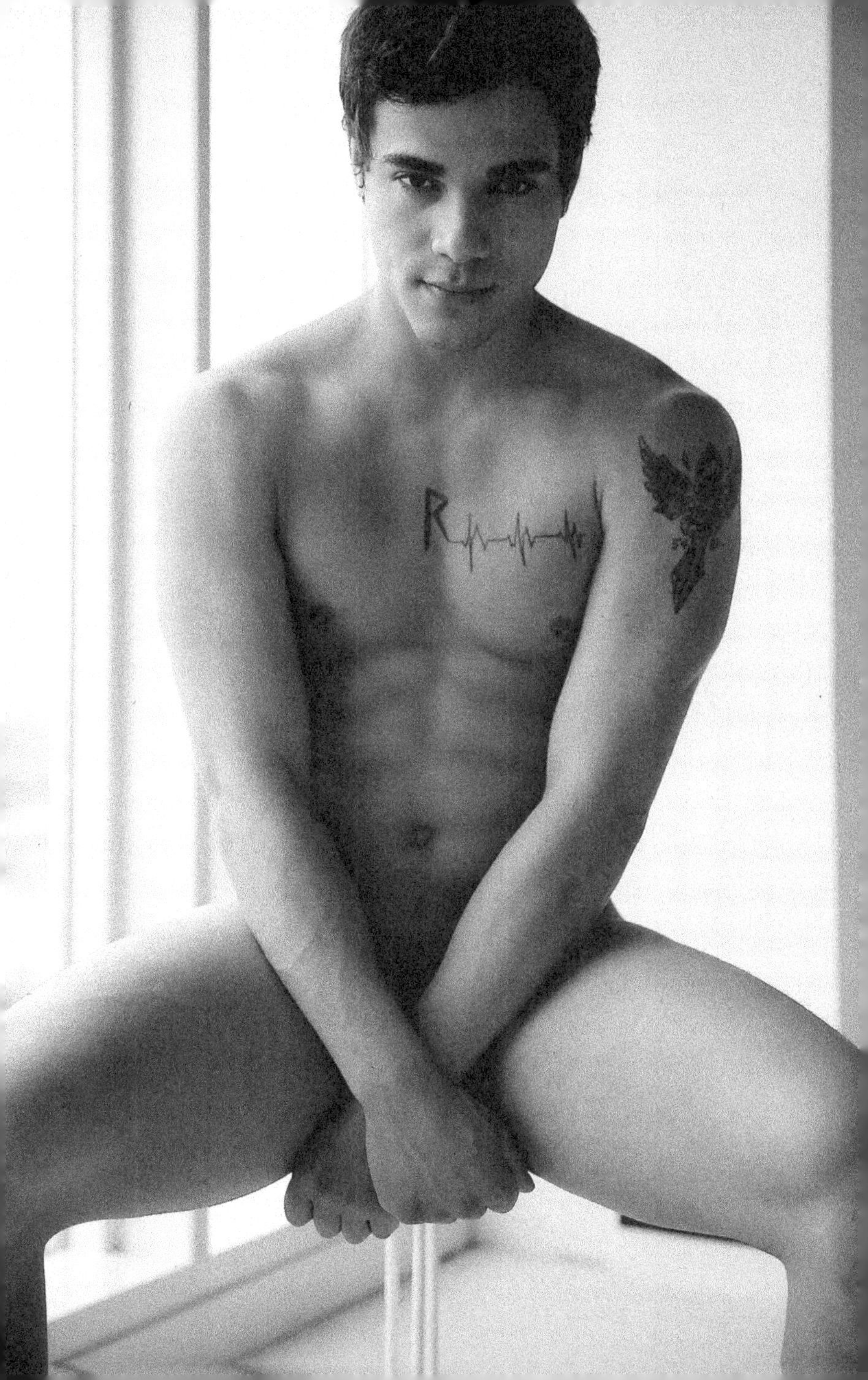

Bonusmaterial: Blowjob-Spielzeug für Bläser

▼ Beißschiene

Nein, du musst jetzt nicht extra zum Zahnarzt rennen und dir eine Beißschiene anfertigen lassen. Du kannst auch im Sportshop deines Vertrauens einen Zahnschutz bestellen, wie ihn Boxer benutzen. Es gibt die Dinger in verschiedenen Größen und Formen. Manche sind ziemliche Maulsperren, aber die schmächtigeren Modelle können nicht nur Kandidaten helfen, die beim Blasen Probleme haben, ihre Zähne im Zaum zu halten. Sie setzen auch interessante Gefühlsakzente beim Passiven.

▼ Piercings

Egal ob in der Zunge oder an der Lippe – Piercings lassen sich beim Blowjob sehr schön instrumentalisieren, um für zusätzlichen Kitzel zu sorgen. Für diesen Zweck wurden sogar eigens »Tongue Bullets« (Zungen-Gewehrkugeln) mit Oberflächenstruktur und Vibratorfunktion entwickelt. Geile Sache. Aber immer schön drauf achten, dass keine spitzen Kanten im Spiel sind.

▼ Cockring

Nicht jeder Blowjob-Empfänger ist allzeit auf ein Rendezvous mit deinem Blasmaul vorbereitet, geschweige denn mit Profi-Equipment ausgerüstet. Warum also nicht selbst ein paar Cockringe in verschiedenen Größen am Mann haben, um den Partner damit zu überraschen. Und um sich selbst eine Freude zu machen. Cockringe (werden dem Passiven an der Peniswurzel angelegt, sodass sich bei einer Erektion das Blut im Schwanz staut) sorgen dafür, dass der Schwanz dicker wird und die Adern hervortreten. Ein geiles Gefühl für Bläser. Aber: Allerspätestens nach einer Stunde muss das Ding wieder runter.

▼ Eiswürfel & Co.

Vor oder auch beim Blasen einen Eiswürfel zu lutschen, macht den Mund zur Tiefkühlhöhle und damit das Blasen für den Passiven zu einer besonderen Herausforderung. Ob sie gemocht wird, kommt auf den Partner an. Nicht jeder steht auf einen »Blowjob on Ice« und so mancher erschlafft (nicht zuletzt weil die Kälte dazu führt, dass sich die durch die Erektion geweiteten Gefäße zusammenziehen), aber wo die Geilheit groß genug ist, ist das leicht taube Gefühl, dass die Kälte hinterlässt, sehr aufregend. Eine Erweiterung sind Warm-kalt-Behandlungen, bei denen du den Eiswürfel zwischendurch ausspuckst und deine Mundhöhle mit warmem Tee aufheizt. Er sollte nicht zu heiß sein, damit du dich nicht verbrennst. Denn auch deine Mundhöhle ist nach ein paar Minuten Eiswürfel ein bisschen taub.

▼ Reis, Tic Tac & Co.

Das »Peeling« der experimentellen Art! Wenn du dir vorm Blasen eine Handvoll Tic Tac-Pillen, Mini-Gummibärchen oder einen Löffel (gekochten) Reis in den Mund schiebst, kann sich dein Partner auf ungewohntes Prickeln gefasst machen. Achtung: Für den Aktiven selbst ist diese Methode komplizierter, als sie sich anhört. Sie erlaubt nur züngeln und sanftes Lutschen. Bei Highspeed-Blasen ist die Gefahr zu hoch, dass du dich verschluckst.

▼ Kulinarisches

Marmelade oder Nutella, Ketchup oder Sahne – alles, was sich streichen oder schmieren lässt, kann auch zwecks Ablecken auf einen Ständer aufgetragen werden. Wenn du auf diese Form von Lolli-Poppen stehst und dein Lover sie mitmacht, tobt euch aus! Nur Vorsicht mit den doll klebrigen Sachen. Außerdem: Bei den Do's und Don'ts haben wir geklärt, dass einige Passive auf gewisse Scharfmacher und Munderfrischer empfindlich reagieren. Dieser Effekt funktioniert auch umgekehrt. Viele schwören auf Blowjobs mit Fishermen's-Friend- oder Pepperoni-Würze. Aber bitte vorsichtig herantasten.

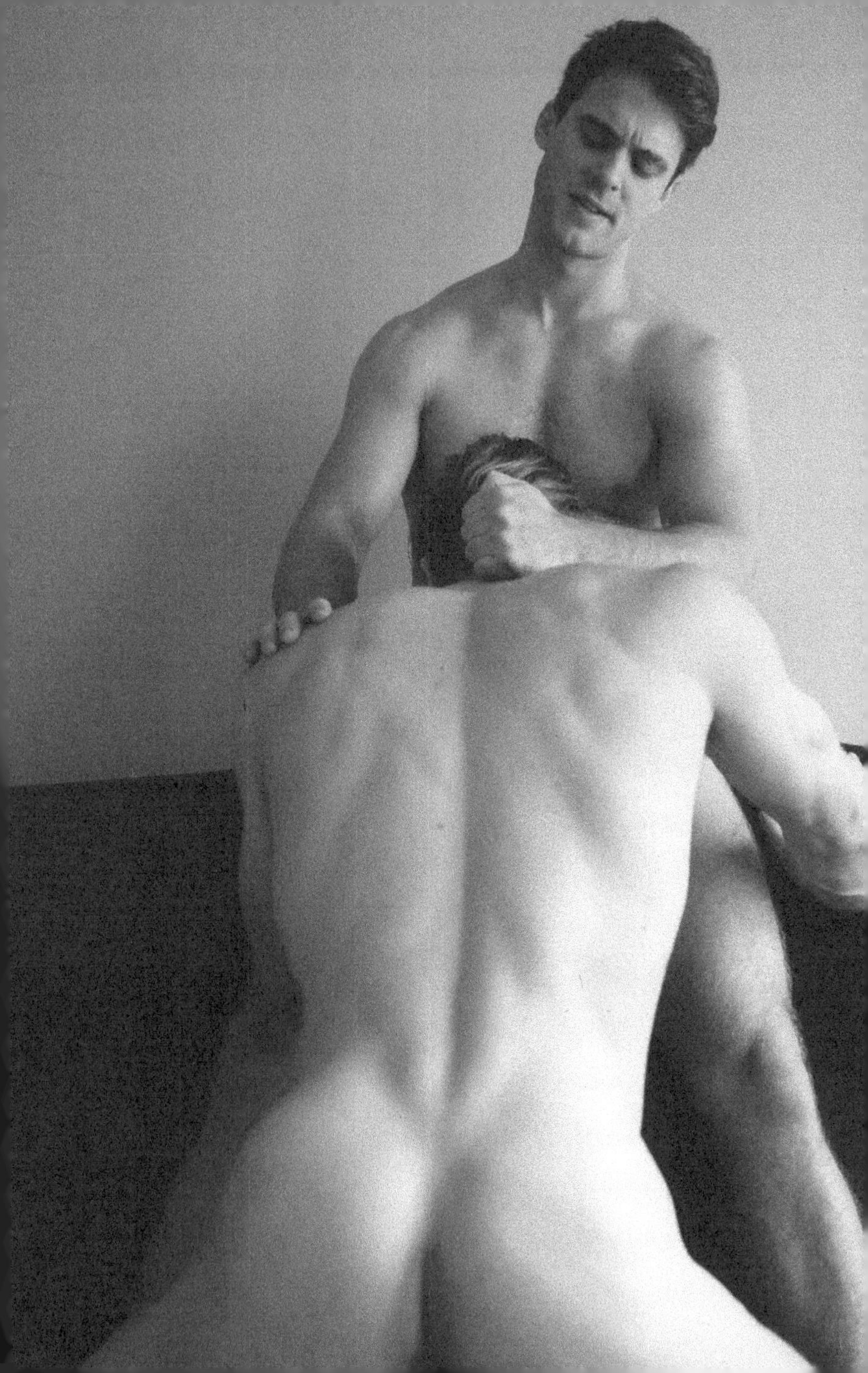

▼ Mundspreizer

Das Utensil für Hardcore-Brüder. Wer das eigene Schnappmaul ruhigstellen will oder einen Partner hat, der gern auf Nummer sicher geht, kann auf Mund-Kieferspreizer und Ringknebel zurückgreifen. Bei beiden wird der Bläser mithilfe eines Eisenrings beziehungsweise -gestells daran gehindert, den Mund zu schließen. Die Teile kommen auch in der Zahnchirurgie zum Einsatz, und es gibt sie auch mit Zungenhalter (drückt die Zunge nach unten an den Unterkiefer). Passive haben also freie Fahrt. Man sollte die Dinger nur mit Partnern verwenden, denen man wirklich vertraut. Und man muss Lust aufs Ausgeliefertsein haben, sonst wird's gruselig. Und noch ein Hinweis: Da durch die Spreizung das Schlucken unterbunden wird, sabbert man nach einer Weile ganz schön rum! Auch darauf sollte man vorbereitet sein.

Spreizen hindert am Schlucken. Man sabbert also mächtig rum.

▼ Dildo

Ein Kann-Spielzeug, das für alles und nichts gut ist. Ob du den Dildo deinem Partner in die Hand drückst und ihn dazu aufforderst, während des Blasens damit an dir rumzuspielen, oder ob du ihn selbst dazu nutzt, um ihn in Konkurrenz mit dem Schwanz des Passiven treten zu lassen oder gar seinen Arsch damit zu erobern ... Alles kann, nichts muss.

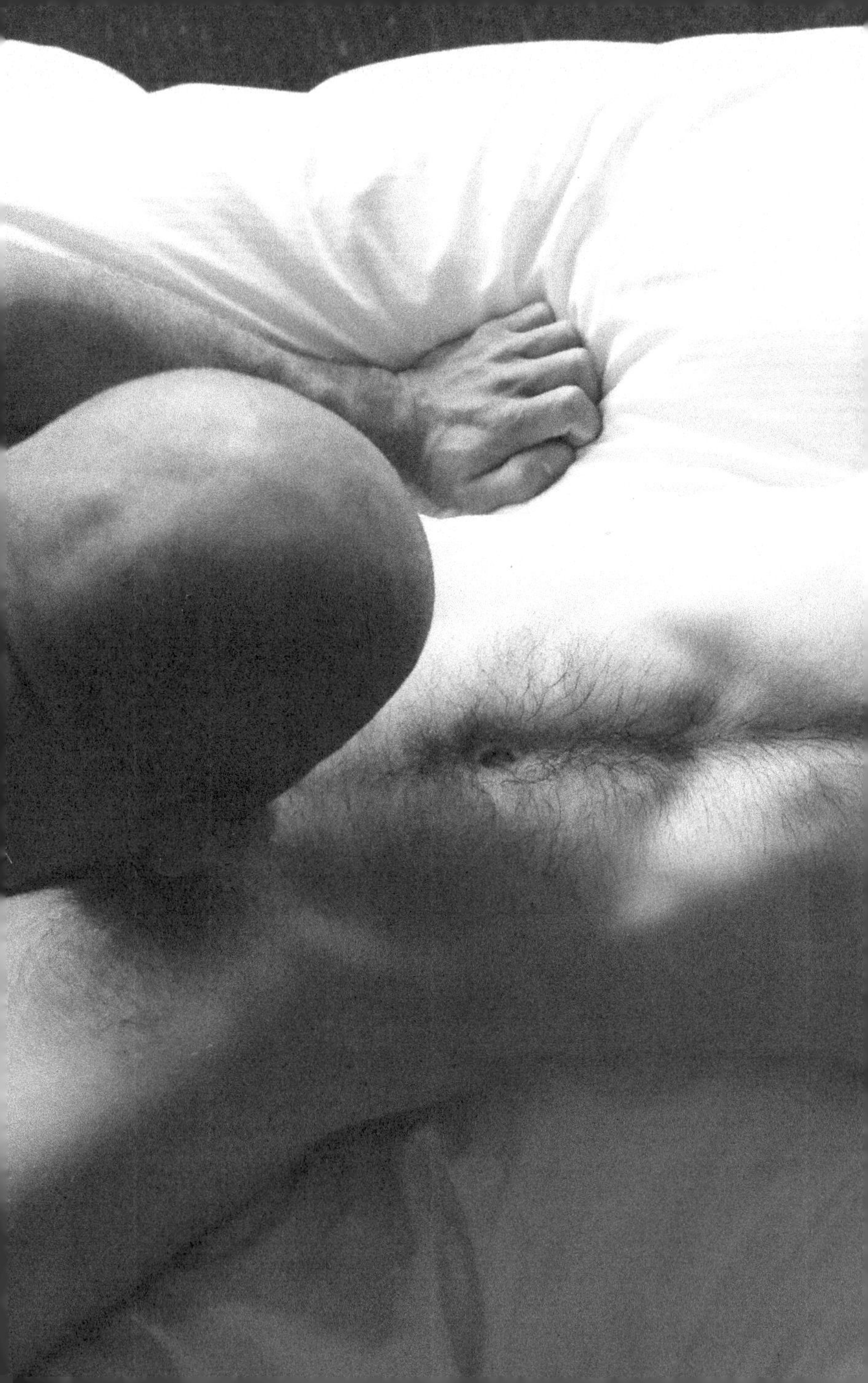

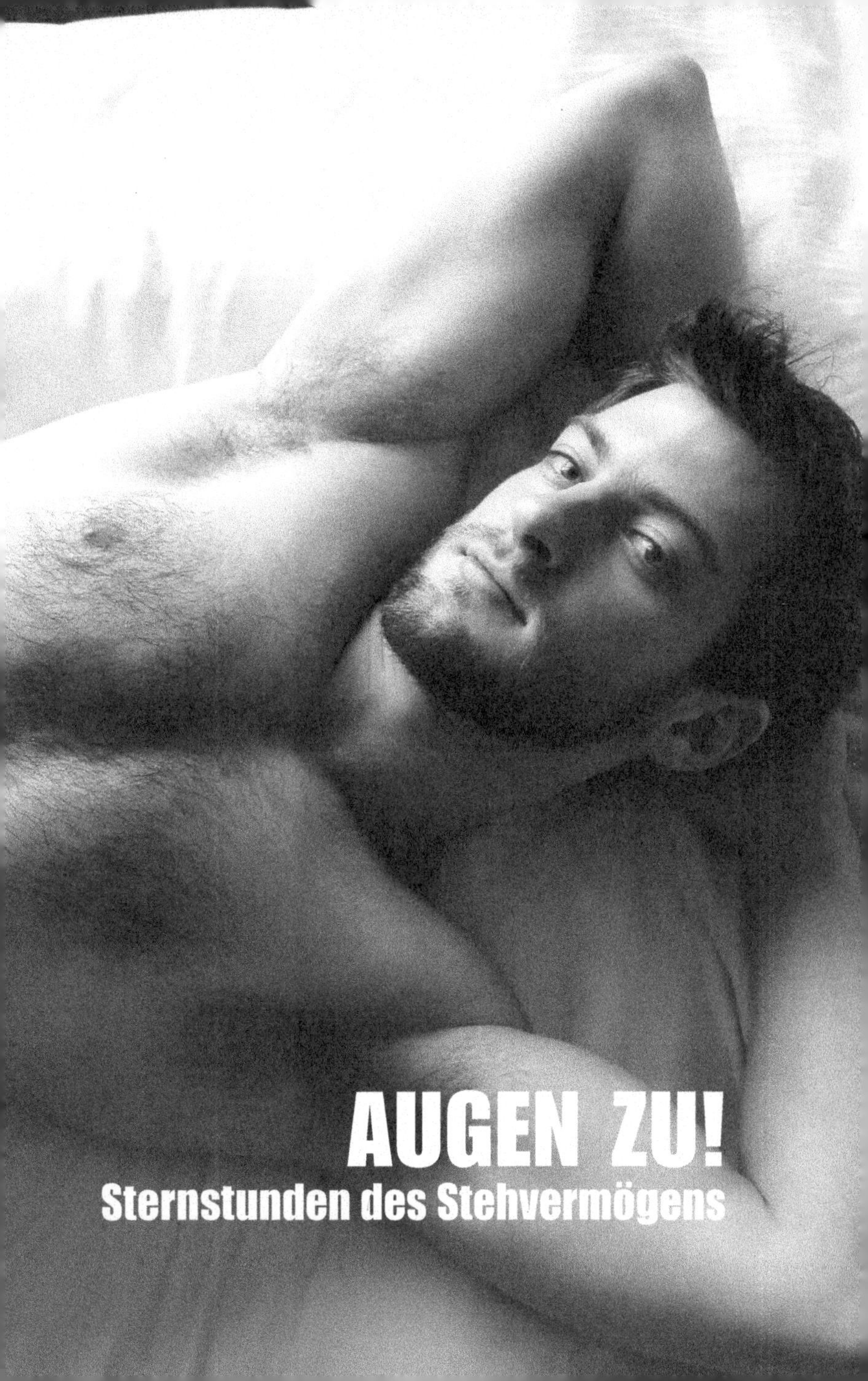

AUGEN ZU!
Sternstunden des Stehvermögens

Grundpositionen: Stell dich auf!

Deine Lunte brennt, und du möchtest sie gerne möglichst schnell und häufig in den Mündern deiner Sexpartner löschen. Wunderbar! Die schwule Welt liebt Typen wie dich. Das kann man zum Start durchaus so pauschal sagen. Danach jedoch ... beginnt die Differenzierung. Denn natürlich reicht es nicht, einfach nur maulfickgeil zu sein, man muss diese Geilheit auch steuern und verwerten können. Steuerung fängt bei technischem Know-how an, Verwertbarkeit beim Respekt vor den Sexpartnern. Beides werden wir in den folgenden Kapiteln trainieren. Das Motto »Augen zu!« möge dabei nicht als Aufforderung zum Zurücklehnen missverstanden werden. Zwar werden wir die Mechanismen des passiven Blowjobs auch ganz in Ruhe reflektieren, wir werden sie aber auch ganz praktisch üben. Und wie das so ist beim Reflektieren und Üben: Man tut es am besten mit offenen Augen. Und mit der richtigen Haltung. Deshalb stellen wir uns jetzt erst mal auf!

Das Schöne am Geblasenwerden ist ja, dass man eigentlich nie falsch liegen kann. Während der Aktive sich immer irgendwie beugen, hocken oder hinknien muss, können wir in aller Seelenruhe stehen, liegen oder sitzen bleiben und uns verwöhnen lassen. Wenn also nicht gerade die Erde bebt, sind keine großen Anstrengungen nötig. Und wenn uns dann doch mal nach ein bisschen mehr Eigeninitiative ist, dann schmeißen wir den anderen eben auf den Rücken und rammeln von oben in ihn rein. Geiles Leben! Aber natürlich kann es nicht schaden, sich die Vorzüge der unterschiedlichen Positionen vor Augen zu führen, um die eigene Lieblingsstellung zu finden. Ein erster, einfacher Schritt in Richtung Reflexion!

Während der Aktive turnen muss, liegt man beim Geblasenwerden nie falsch.

Im Stehen: Eigentlich die beste Position für einen Blowjob. Man kann bequem auf den Aktiven hinuntergucken, man kann mit leicht gespreizten Beinen für einen stabileren Stand sorgen, und man hat obendrein die Hände frei, um den Bläserkopf zwischendurch zu streicheln oder anzuschubsen. Oder auch um die Supermacho-Nummer abzuziehen und beim Blowjob Bier zu trinken oder eine zu rauchen. Sternstunden des Stehvermögens halt.

Auf dem Rücken: Die Lage für Genießer und Faulpelze! Aber man muss unterscheiden: Auf dem Rücken kann man flach liegen und sich mit geschlossenen Augen verwöhnen lassen, man kann sich aber auch mit den Armen nach hinten abstützen, während die Beine über der Bettkante baumeln. Da wir an dieser Stelle von Haltung im mehrdimensionalen Sinne sprechen, möchte ich Partei für die zweite Variante ergreifen. Unsere Sexpartner haben es verdient, dass wir dem, was sie tun, eine gewisse Beachtung schenken. Das geht in abgestützter Form besser. Abgesehen davon, dass man selbst mehr bei der Sache ist, wenn man nicht wie ein Käfer auf dem Rücken liegt.

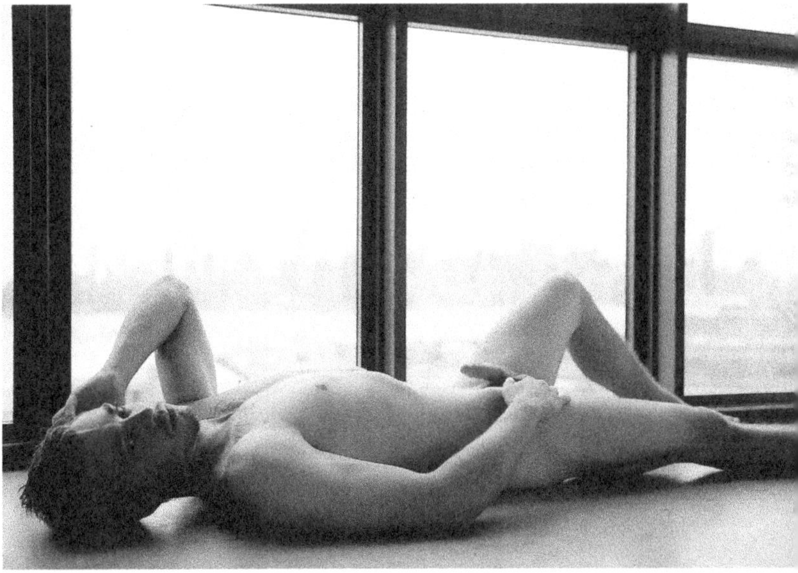

Im Sitzen: Optimal ist diese Haltung nur dann, wenn man mit gespreizten Beinen im Sessel, beziehungweise auf der Bett- oder Stuhlkante flezt, in artiger Neunzig-Grad-Haltung dagegen kommt kaum richtige Stimmung auf. Ohnehin ist Sitzen eigentlich nur eine Anblas-Position. Nicht umsonst wechseln Bürohengste, die sich unterm Tisch einen lutschen lassen, fürs Finale normalerweise in den Stand.

Der Liegestütz: Klingt nach Fitnessübung! Zu Recht. Wer in den Liegestütz geht, um dem flach auf dem Rücken liegenden Partner von oben sein Teil in den Mund zu schieben, hat entweder starke Arme oder wechselt sehr bald in die Seitenlage. Mit anderen Worten: eine Übergangshaltung. Meiner Erfahrung zufolge münden nur Blowjobs, die im Liegen begonnen haben, in dieser Position. Enden werden sie so in der Regel aber nicht. Ein Orgasmus ist Fitnessübung genug.

Seitenlage: Optimal für eine 69er-Nummer, sonst eher mäßig geeignet. Wenn man nicht gerade ein Bein anwinkelt und mit den Hüften nachhilft, ist das ein bisschen wie Schlafen mit offenen Augen. Nichts Halbes und nichts Ganzes. Aber bequem ist es natürlich.

Am Ende zählt natürlich nur eins: Es muss Spaß machen und entspannt bleiben. Abgesehen davon, dass die Situation immer mit entscheidet. An einem durchfeierten Sonntagmorgen geht man mit einem anderen Energielevel an den Blowjob heran als an einem angespitzten Freitagabend. Und sogar das hängt vom Umfeld ab. Die obigen Gedanken sind also in erster Linie dazu da, dir vor Augen zu führen, dass sich die Haltung beim Geblasenwerden auf den Genuss auswirken kann. Wenn du also merkst, dass das Ganze nicht in Fahrt kommt oder du nicht bei der Sache bist, wechsel die Position! Oder aber probier sie jetzt und hier in wichsender Form hintereinander durch, um die jeweils besten Seiten an ihnen zu entdecken. Danach hast du dir entweder eine Pause verdient und kannst mit dem folgenden Einkaufszettel shoppen gehen (die Utensilien auf der Liste werden wir im bevorstehenden Blowjob-Bootcamp brauchen), oder aber du gehst in die nächste Reflexionsrunde und bestimmst deinen Schwanztyp. Dazu: Einmal umblättern!

SCHÖNER SHOPPEN: DIE PASSIVE EINKAUFSLISTE

- Melone
- Feder
- Gleitgel
- Dracula-Gebiss
- ein Handspiegel
- Kondome
- ein Messer
- eine Küchenrolle
- Gläser

Für alle, die noch keinen haben, bietet es sich jetzt an, einen (nicht zu großen) Mustermund anzuschaffen. Man kann ihn immer gebrauchen.

- Masturbator

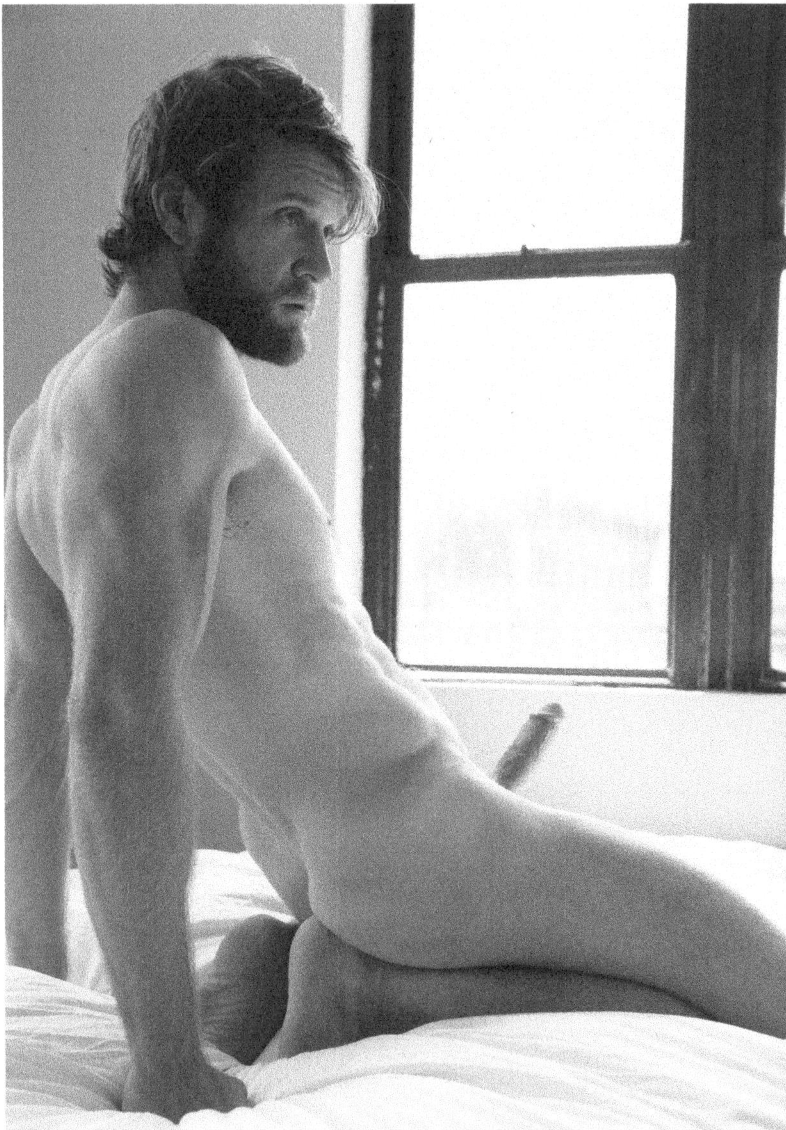

Welcher Schwanztyp bist du?

Kein Schwanz ist wie der andere und kein Blowjob wie der nächste. Und doch kristallisieren sich im Laufe der Auseinandersetzung mit Sexualität Vorlieben und Eigenheiten heraus, die den Umgang mit dem eigenen Gemächt beeinflussen. Dazu gehört auch, dass man sich zuweilen von Fantasien verabschieden muss, weil sie einfach nicht zum persönlichen Temperament oder der eigenen Anatomie passen. So ein Abschied mag mit der Zerstörung von Illusionen einhergehen, aber er sollte immer auch der Beginn eines ehrlicheren und damit innigeren Verhältnisses zum genitalen Selbst sein. Also, Hand aufs Herz, Männer: Gucken wir mal, was unsere Schwänze zu unserer Persönlichkeit beizutragen haben – im besten Fall von jedem Typus ein bisschen.

▼ Rammler

Die Befriedigung deiner Triebe ist dir wichtiger als ein behutsamer Umgang mit deinem Schwanz. Weil letzterer zu den robusten Exemplaren gehört, die einiges aushalten, dafür aber auch einiges an Aufmerksamkeit einfordern. Mit anderen Worten: Er versucht immer wieder durch spontane Versteifungen, die Regie über deinen Alltag zu übernehmen, und ist dabei zuweilen recht erfolgreich. Wenn du jung bist und in der Blüte deiner Manneskraft stehst, ist das normal. Wenn du frisch geoutet bist und gerade die Vorzüge mann-männlicher Sexualität entdeckst, ebenfalls. Wenn weder das eine noch das andere zutrifft: Glückwunsch! Freu dich über deine lebhafte Erregbarkeit und deinen aufgeweckten Schwanz. Achte aber bitte darauf, dass du deine Partner mit deinem libidinösen Eifer nicht überforderst. Nicht jede Kehle ist so robust wie deine Latte. Und nicht jeder Kerl steht auf schnelle Nummern. Ansonsten: Stellst du dir zuweilen die Frage »Mann, ich bin schon wieder spitz. Ist das eigentlich noch normal?« Darauf gibt es zwei Antworten. Die erste ist eine Gegenfrage: Was ist schon normal? Die zweite: Solange du Sex haben kannst, ohne danach ständig ein schlechtes Gewissen zu haben (sei es, weil du völlig übertrieben hast, wichtigen Pflichten nicht nachgekommen

bist oder du andere Lebensbereiche vernachlässigst), mach dir keine Sorgen. Erst wenn so was wirklich häufig vorkommt, kannst du über Sexsucht nachdenken. Und gegebenenfalls gegensteuern. Denn dann läufst du Gefahr, nicht nur die anderen, sondern auch dich selbst zu überfordern. Gerade wegen deiner robusten Natur!
Kompatibel mit: Fluffer, Würger

▼ Spritzer

Deine Meinung ist: Der Orgasmus ist das Ziel und der Weg dorthin im Grunde zweitrangig. Diese pragmatische Sichtweise liegt entweder daran, dass du sowieso relativ schnell abspritzt, sobald dein Schwanz die Neunzig-Grad-Winkel-Marke überschreitet, oder daran, dass du einen Spermafetisch hast. In beiden Fällen wirst du mit diesem Buch vermutlich erst im »Schlucken«-Kapitel auf deine Kosten kommen. Schließlich beschäftigen wir uns auf den folgenden Seiten sehr viel intensiver mit dem Weg zum Orgasmus als mit dessen offensichtlichen Resultaten. Aber vielleicht bist du ja auch hier, weil du dich fragst, ob dir durch deine spritzige Zielstrebigkeit beim Sex nicht einiges entgeht. Eine berechtigte Frage. Das Schöne an menschlicher Sexualität (und schwuler im Speziellen) ist ja, dass sie nicht nur der instinktiven Fortpflanzung dient, sondern genossen werden kann. Es ist wie beim Essen. Da kann man sich auch über den Geschmack freuen, während man es tut, anstatt lediglich darauf hinzuspachteln, dass man satt wird. Diese Form von Genussfähigkeit erarbeiten wir in den folgenden Kapiteln. Vielleicht kannst du dabei einiges mitnehmen. Wenn nicht, bleibt dir nur zu raten, deinen Sexpartnern vorher zu sagen, dass es dir beim Sex-Date in erster Linie ums schnelle Abspritzen geht. Wenn du online datest, schreib es am besten direkt ins Profil. Es geht dann schneller, Gleichgesinnte zu finden, und man verhindert, dass Ausdauer-Bläser enttäuscht werden.

Wer beim Date auf schnelles Spritzen setzt, soll das in sein Profil schreiben.

Kompatibel mit: Fluffer, Schlucker

▼ Wichser

Du gehörst zu den Leuten, die schon Erfahrung mit den Blas-Stümpern gemacht haben, die ich im Auftaktkapitel erwähnte? Oder verlierst du einfach nur ungern die Kontrolle darüber, was mit deiner Erektion angestellt wird? Wenn eine dieser beiden Beschreibungen auf dich zutrifft, steckt wohl ein Wichser in dir. Bitte nicht falsch verstehen! Es ist nicht als Schimpfwort gemeint. An dieser Stelle bezeichnet der Begriff lediglich eine Sorte Mann, die beim Sex gerne allein bestimmt, wo's langgeht. Ob diese Eigenschaft aus einem latenten Zweifel an der Fähigkeit der Bläserfraktion resultiert oder aus einem selbstbewussten Umgang mit dem Egoismus, der für guten Sex durchaus hilfreich sein kann, ist erst mal unwichtig. Die Frage ist nur: Wie gehst du mit ihr um? Denn: Sein eigenes Ding durchzuziehen, ist eine Sache, dem Partner den Eindruck zu vermitteln, man würde sich mehr mit sich selbst beschäftigen als mit ihm, eine andere. Ohne Frage gibt es viele devote Bläser, die im Zuge des Benutztwerdenwollens auch die zweite Variante schätzen, trotzdem bitte immer ein Mindestmaß an Empathie wahren. Und noch ein kleiner Tipp: Vielleicht musst du auch einfach nur mehr mit deinen Sexpartnern reden. Wenn man vorher die Regeln festgelegt hat, fällt es deutlich leichter, ein Stück Kontrolle über's eigene Stück abzugeben.
Kompatibel mit: Fluffer, Schlucker

▼ Entdecker

Wenn man deine Latte mit einer Kompassnadel vergleicht, trifft das für dich den Nagel auf den Kopf? Willkommen in der Welt der Entdecker! In gewisser Weise ist dieser Typus eine Mischung aus Rammlern und Wichsern, aber er verfügt über ein bewussteres Verhältnis zur Triebhaftigkeit als die erste Gruppe und ist im Gegensatz zu den Wichsern sehr viel kompromissfähiger. Eine leidenschaftliche Spezies also, deren wichtigste Eigenschaft die Neugier ist. Denn auch wenn du alle drei Stufen der genitalen Sozialisation mit stetig wachsender Zuneigung zum eigenen Gemächt abgeschlossen hast, ist die Kompassnadel zwischen deinen Beinen immer wieder

für Überraschungen gut – und damit ein nie versiegender Quell für neue Entdeckungen. Weil du dir nicht zu schade bist, gelegentliche Wissenslücken einzugestehen, lässt du deine Partner an diesen Entdeckungen teilhaben. Dadurch wird es mit dir nie langweilig. Es sei denn, man hat selbst keine Lust dazuzulernen. Womit wir deinen »wunden Punkt« erreicht hätten: Du bist ziemlich anspruchsvoll. Nicht unbedingt in Bezug auf das Einfordern von Superlativen, eher im Zusammenhang mit Ansprüchen an deine Partner. Weil du dich sogar in einen flotten Blas-Quickie voll reinschmeißt, erwartest du auch von deinem Partner eine gewisse Innigkeit. Da die nicht jeder geben kann und will, bist du leicht zu enttäuschen. Und manchmal beleidigt. Ein guter Rat also: Verwechsele Obsessivität nicht mit Leidenschaft und versuch Enttäuschungen wegzustecken, ohne zu verbittern. Einem impulsiven Typen wie dir sind sie leider nicht zu ersparen. Ansonsten dürftest du mit den folgenden Kapiteln deinen Spaß haben.
Kompatibel mit: Würger, Schlucker, Beißer

▼ Genießer

Als ich beim Durchgehen der Grundpositionen die abgestützte Haltung der flachen Rückenlage vorgezogen habe, hast du den Kopf geschüttelt? Und die Abqualifizierung der Seitenlage war auch nicht nach deinem Geschmack? Dann bist du wohl einer von den wenigen wahren Genießern, von denen es in der schwulen Szene nicht besonders viele gibt. Will sagen: Blowjobs haben für dich mit Zurücklehnen und den Partner machen lassen zu tun. Du verspürst weder Druck, sie aktiv mitgestalten zu müssen, noch einem wie auch immer gearteten Leistungsideal zu entsprechen. Was das mit deinem Schwanz zu tun hat? Vermutlich, dass du ein sehr unaufgeregtes Verhältnis zu ihm hast. Er funktioniert, wo er muss, aber du musst dich nicht über ihn profilieren. Zu dieser entspannten Haltung kann man dich nur beglückwünschen. Das Leben ist eine Hängematte, also lass es schwingen! Mach dir aber auch klar, dass deine entspannte Art so manch aktivem Bläser nicht genügen wird. Viele erwarten von ihren Partnern ein bisschen Imponiergehabe, um auf Touren zu kommen. Dass so was nicht dein Ding ist, heißt nicht, dass du es nicht zwischenzeitlich für dich nutzen solltest. Mit einem richtig motivierten Bläser macht das Zurücklehnen schließlich doppelt Spaß. Ansonsten bist du wahrscheinlich eh ein Beziehungstyp und stehst dem ganzen Dating-Zirkus eher distanziert gegenüber, oder? Gut so. Sonst müsstest du dich viel mehr über deinen Schwanz profilieren. Und damit ginge vermutlich ein Stück Genuss flöten.

Das Leben ist eine Hängematte, also lass es schwingen!

Kompatibel mit: Lecker, Lutscher, Beißer

▼ Sensibelchen

Du bist mit hoher Wahrscheinlichkeit nicht beschnitten, hast mit Machogehabe nicht viel am Hut und lässt es beim Sex lieber langsam angehen? Dann gehörst du vermutlich zu jener Sorte Männer, für die Sex noch eine intime Angelegenheit und keine Show für die Allgemeinheit ist. Das hat mit deinem persönlichen Empfindungshaushalt zu tun. Auf Berührungen reagierst du sehr stark, und gerade dein Schwanz ist eine heilige Zone, zu der du nicht jedem Zutritt gewährst. Wenn du es doch tust, muss sich der Partner dieses Privilegs würdig erweisen. Wenn er das tut, kann er sich allerdings deiner vollen Hingabe sicher sein. Dann darf er vielleicht sogar ein bisschen deftiger zupacken. Berührungen sind eben Vertrauenssache. Deshalb sind Beziehungen für dich eigentlich auch nur in monogamer Form gültig. Wenn man dir einen Rat geben sollte, müsste er wohl lauten: Bleib dir treu, aber mach dir das Leben nicht schwerer als nötig. Ein Date ist ein Date und ein Blowjob ein Blowjob. Dein Schwanz macht beides mit, ohne danach ein Stück weniger wert zu sein. Das Gleiche gilt fürs Wichsen.
Kompatibel mit: Lecker, Lutscher

Equipment: Die Grundausstattung der Ständerhelden

Was dein Penis fordert und aushält, hätten wir geklärt, aber beim Blasen kommt es auf ein paar mehr Faktoren an, als nur den Schwanz hinzuhalten. Dem werden einige Genießer und Spritzer vielleicht spontan widersprechen, aber wenn sie recht drüber nachdenken, werden auch sie zugeben, dass der eine oder andere Einsatz von anderen Organen und Gliedmaßen, wenn schon nicht zwindend notwendig, aber zumindest hilfreich sein kann. Und sei es nur, um ein gutes Gefühl länger zu halten oder den Moment des Höhepunkts zu intensivieren. Machen wir uns also der lustfördernden Macht einer Grundausstattung bewusst, die jeder Mann wirklich immer dabeihat. Auch ohne vorher sein Cruising-Armband angelegt oder einen Sexparty-Rucksack gepackt zu haben.

▼ Hände

Manche Banalitäten sind genauer betrachtet sehr komplex. So auch die einleuchtende These »Handeinsatz erleichtert und verbessert das Blowjob-Empfangen«. Bevor jetzt das große Augenrollen losgeht: Es geht hier nicht ums Hoseöffnen, Schwanzrausholen und mögliches Hochwichsen. Schon klar, dass das nicht ohne Hände geht (obwohl es der Bläser natürlich auch mit Zähnen und Lippen erledigen kann). Vielmehr geht es um das gezielte Variieren von sechs »Grundgriffen«.

Der Cockring-Effekt: Finger als Ring um die Schwanzwurzel legen und zudrücken.

Der Halter: Der Ständer ist aus der Hose, und der Mund des Bläsers ist einsatzbereit? Dann ist jetzt die Gelegenheit, dem Partner einen Service zu bieten, von dem du in erster Linie selbst profitierst. Bilde mit Daumen und Zeigefinger einen Ring um deine Schwanzwurzel, schieb dabei den Ständer direkt vors Maul deines Bläsers und drücke kräftig zu. Auf diese Weise behältst du nicht nur die Kontrolle über Schluckwinkel und -tiefe, du bewirkst auch den Cockring-Effekt. Das Zusammendrücken der

Schwanzwurzel lässt deine Latte zusätzlich anschwellen und somit dicker, aber auch empfindlicher werden. Wie üblich gilt auch hier: Nicht ausflippen und alles abklemmen. Ein leichter Druck genügt, um den Cockring-Effekt zu bewirken, und ein paar Minuten in der Regel auch. Wer geschickt ist, kann gleichzeitig den eigenen Hodensack über den Eiern zwischen Ring und Mittelfinger klemmen, um ihm dem Aktiven zwischendurch zum Lecken darzubieten.

Der Streichler: Es liegt in der Natur des Blowjobs, dass der Bläser seinen Kopf zwischen deinen Beinen versenkt. Damit ist er beschäftigt, man hat also Zeit, seinen Kopf , seine Ohren, seinen Nacken zu streicheln. Eine zärtliche Geste, die besonders bei unsicheren Aktiven gut ankommt und außerdem immer spannend ist. Ob Glatze oder Matte (bei der man die Zärtlichkeit auch mal durch Kopfzurückziehen an den Haaren konterkarieren kann), sonnengegerbt oder Porzellanteint – die Struktur von Haaren und Männerhaut ist so vielfältig wie der Sortenreichtum bei Schwanzformen.

Der alte Ausdruck »Satz heiße Ohren« bekommt hier neuen Punch.

Die Hinterkopfklemme: Wenn es gut läuft und man einen Partner hat, der eine Begabung für Tiefkehlenficks mitbringt, ist die Hinterkopfklemme ein Muss. Den Bläser mit beiden Händen am Hinterkopf zu packen und auf das eigene Gemächt runterzudrücken garantiert Kicks für beide Beiteiligten. Während der Aktive gurgelt, erlebt die Eichel des Passiven ein Gefühlsfeuerwerk. Wenn der Partner locker ist, kann man das Ganze natürlich auch einhändig machen. Und wenn er nicht zimperlich ist, kann man auch seine Ohren packen und sie als Griffe benutzen. Eine hübsche Möglichkeit, um dem antiquierten Ausdruck »Satz heiße Ohren« neuen Punch zu verleihen.

Der Würger: Achtung, hier ist mal wieder erhöhte Vorsicht geboten! Dem Aktiven beim Blasen die Hände um den Hals zu legen, um ihn zu dirigieren und bei Gefallen ein wenig zu würgen, ist eine klare

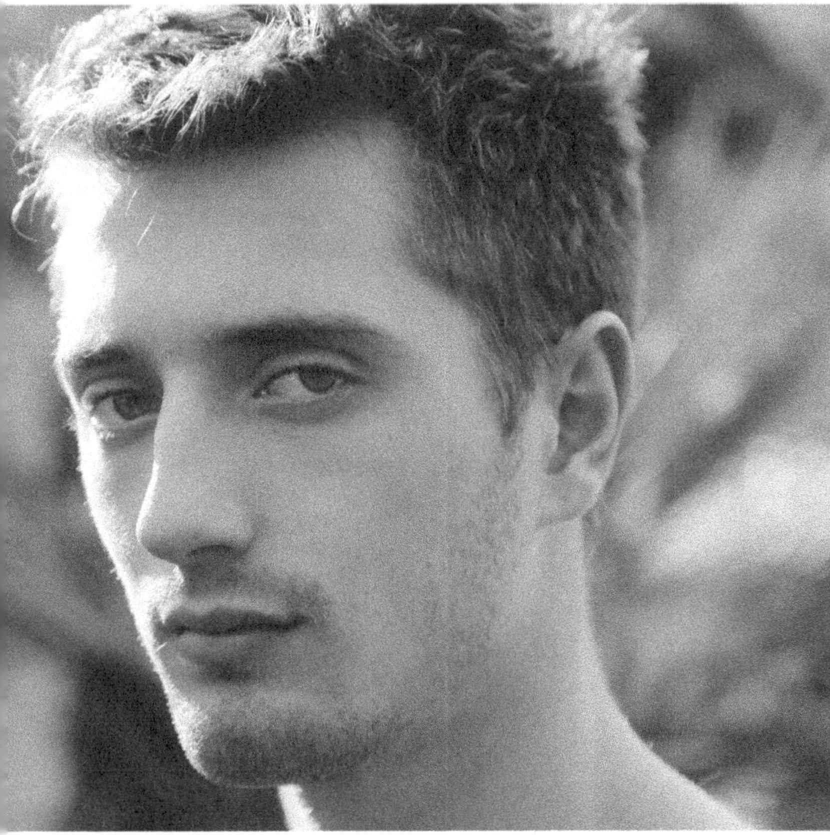

Vertrauensfrage. Keine Aktion fürs erste Date also und auf keinen Fall eine Sache, mit der man den Partner überrumpeln sollte. Da es viele Aktive aber geil finden, wäre es Quatsch, es außen vor zu lassen.

Der Fummler: Die Bezeichnung sagt alles und nichts. Da wir als passive Bläser die Hände auch komplett weglassen könnten, können wir sie neben den konkreten Handgriffen von eben auch überall rumfummeln lassen. In gewisser Weise eine Extended Version des Streichlers. Man kann die Hände über Schultern und Rücken zum Arsch des Aktiven wandern lassen, man kann sich mit ihnen aber auch ganz egoistisch an den eigenen Nippeln, Hüften oder der Arschritze zu schaffen machen. Was man lieber tut, hängt in der Regel vom Partner ab. Man sollte das Fummeln beim anderen aber in jedem Fall ausprobieren. Oft motiviert es die Jungs zur Höchstform.

▼ Augen

Wir werden später noch dazu kommen, dass es beim Geblasenwerden sehr anregend sein kann, die Augen zu schließen und sich völlig auf die sensorischen Reize zu konzentrieren. Umgekehrt ist der bewusste Einsatz von Blicken ein starker Emotionskatalysator. Egal ob man einfach nur bewusst den pornografischen Mehrwert des Anblicks eines sich am eigenen Schwanz abrackernden Bläsers genießt oder ob man gezielt den Augenkontakt mit dem Partner sucht, es wird immer eine Luststeigerung dabei herauskommen. Abgesehen davon, dass sich darüber vieles steuern lässt. Manchmal sagt ein aufmunterndes Hochziehen der Augenbrauen mehr als ein plumpes »Na los, geh tiefer!«, und oft ist ein Gesichtsausdruck flehender Erregung eine eindeutigere Mitteilung des akuten Geilheits-Levels als ein simples Stöhnen. Die Sache mit dem Stöhnen ist sowieso eine Wissenschaft für sich, aber dazu kommen wir gleich noch. An dieser Stelle nur noch eine Sache: Es gibt nicht wenige Bläser, die schüchtern sind und sich vielleicht sogar ein bisschen schämen für das, was sie tun. Ein untrügliches Zeichen dafür ist, dass sie das Hochgucken konsequent meiden. Hilf ihnen dabei, ihre Komplexe zu überwinden, indem du Blickkontakt einforderst. Du kannst daraus auch ein Spiel machen, indem du deinen Partner in klassischer »Hier spielt die Musik«-Manier immer wieder daran erinnerst, dass er beim Blasen hochsieht – auch wenn man dabei Gefahr läuft, dass darunter die Konzentration auf die Mundarbeit und dadurch die Feinmotorik leidet.

▼ Hodensack

Die Eier per Ring-und-Mittelfinger-Klemme in der »Halter«-Position der Aufmerksamkeit des Lovers zuzuführen, ist natürlich nicht die einzige Möglichkeit, sie ins Blasen einzubeziehen. Man kann das auch viel systematischer machen, indem man beim Blowjob ein explizites Eierleck-Intermezzo fordert. Hodenfetischisten wissen, dass das häufig nötig ist, weil das schwanzfixierte Lager der Bläser oft komplett auf die Latte konzentriert ist. Womit wir auch schon bei der Ambivalenz des »Teabagging« (Sacklutschens) wären. Das Problem ist nämlich: Viele sind nicht geübt darin. Was zwangsläufig dazu führt, dass man ihnen Hilfestellungen geben muss, um am Ende nicht selber der Leidtragende zu sein. Ungeschicklichkeiten beim Eierlutschen tun oft mehr weh als am Schwanz. Um Beeinträchtigungen zu vermeiden, sollte man auch hier systematisch vorgehen.

Punkt 1 – Die Selbstbefragung: Stehst du auf Hodenspiele? Sprich: Beziehst du deine Eier beim Wichsen oder beim Sex intuitiv mit ein? Wenn das so ist, kannst du zum nächsten Punkt springen, denn dann weißt du um deine eigenen Schwach- und Lustpunkte in der Sackregion. Wer bisher wenig mit den eigenen Klöten am Hut hatte, sollte ruhig mal etwas rumprobieren. Vielleicht entdeckt er dabei eine neue erogene Zone. Gezieltes Massieren, Streicheln und Langziehen ist das erste Herantasten. Mithilfe von Gleitmitteln, Hodenringen, Schamhaarrasur oder Strukturutensilien (Bürsten, Noppen, glatte Oberflächen) erforschst du spezielle Vorlieben. Danach solltest du ausreichend sensibilisiert sein, um die Belastbarkeit deiner Eier gut genug zu kennen, um sie der Bläserwelt zum Fraß vorzuwerfen (beziehungsweise bei Nichtgefallen vorzuenthalten).

Punkt 2 – Das Einfordern: Wenn dein Date nicht selbst auf die Idee kommt, deine Kronjuwelen zu würdigen, mach ihn drauf aufmerksam. Entweder indem du sie ihm in den Mund schiebst oder indem du ein »Leck meine Eier« hören lässt.

Punkt 3 – Das Austesten: Wie gesagt, es gibt manche Bläser, die sich mit Hoden kaum beschäftigt haben oder mit ihnen nichts anfangen können. Ob man an einen solchen geraten ist, merkt man schnell. Unkoordiniertes Rumgelecke oder grobschlächtiges Gelutsche sind ein untrügliche Anzeichen. Aber sie sind kein Grund, die Sackbehandlung abzublasen. Man geht einfach über zu Punkt 4.

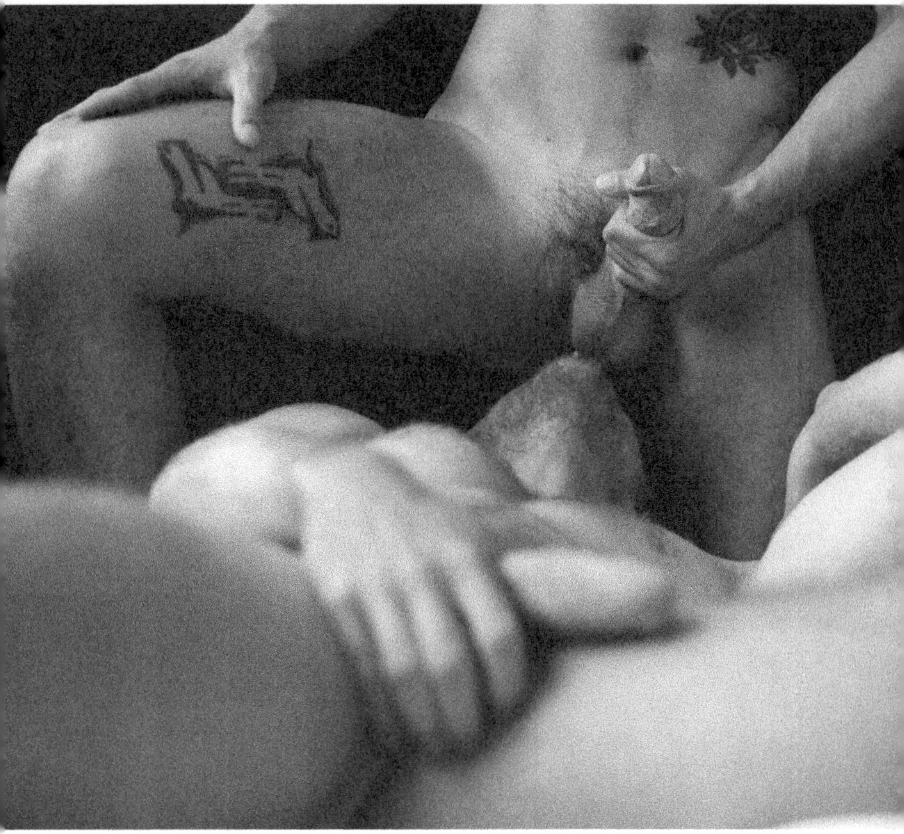

Punkt 4 – Der Workshop: Manchmal ist es beim Sex unumgänglich, didaktisch vorzugehen, wenn man dem beiderseitigen Genuss zuarbeiten will. Bei einem hochgradig individuellen Bereich wie Klötenverwöhnprogrammen lässt es sich in dem meisten Fällen gar nicht vermeiden. Heißt: Zeig deinem Lover, wie du es gerne hättest! Im Grunde genommen musst du dafür nur die Erkenntnisse aus der Selbstbefragung auf ein partnerschaftliches Miteinander übertragen. Langziehen, Massieren, Sackhaut spannen. All das kann auch der Partner machen, wenn du ihm zeigst, wie's geht. Außerdem ist eine Zunge ein super Strukturutensil. Der Rest ist Eierschauklen!

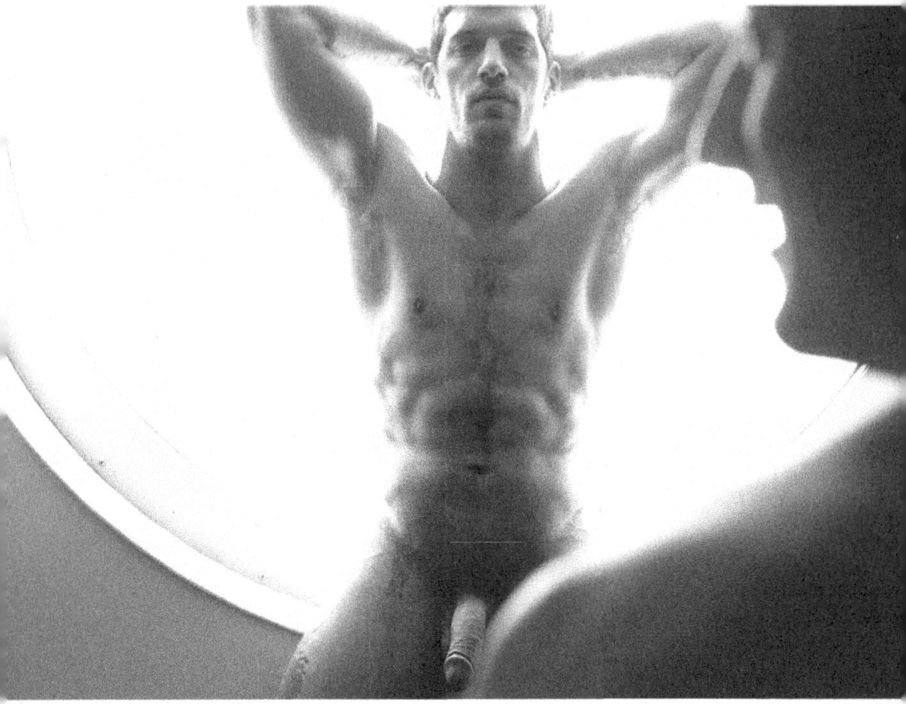

▼ Hüften

Es gibt ja die schwule Volksweisheit, dass man am Temperament, das ein Mann auf der Tanzfläche sehen lässt, seine Qualitäten im Bett ablesen kann. Ich persönlich kann zwar nicht bestätigen, dass ein geiler Hüftschwung im Club ein unbedingter Garant für Spaß in der Kiste ist, trotzdem ist an der Theorie etwas dran. Wer sich gern und frei und gut zur Musik bewegt, ist im Zweifelsfall wahrscheinlich mit seinem Körper in Einklang, kann ihn folglisch also auch bewusster beim Ficken einsetzen. Was das mit dem speziellen Bereich Blowjob zu tun hat? Ganz einfach: *Move your hips, baby!* Es ist ein Ausdruck von Können und Kreativität, beim Blasen durch gezieltes Schwingen der Hüften Akzente zu setzen. Auch dabei gibt es verschiedene Grundtechniken, die sich beliebig variieren lassen. Hier kommen sie!

Der Basisschub: Wer seinem Bläser beim Lutschen entgegenkommt, macht dem Wort »Maulfick« alle Ehre. Allein deshalb sollte man es tun. Das Prinzip ist das Vorschieben der Hüfte zwecks mehr oder weniger kraftvoller Penetration des Aktivmundes. Man sollte es allerdings langsam angehen lassen, denn es erfordert auf beiden Seiten eine gewisse Übung.

Der Lapdance: Umgekehrte Verhältnisse! Statt durch Kopf- und Zungenbewegungen für Reizpunkte zu sorgen, muss der Aktive hier vorerst stillhalten. Stattdessen nimmt er einfach deinen Ständer so weit in den Mund, wie er kann, und überlässt es dir, durch das Kreisen mit den Hüften für Stimulationsmomente zu sorgen. Es gibt auch die Möglichkeit, sich kreisenderweise tiefer zu schrauben. Um mit diesem Prinzip wirklich Spaß zu haben, bedarf es zugegebenermaßen eines talentierten Bläsers. Mögliche, aber eher unpopuläre Alternativen sind der Rechts-links- beziehungsweise Hoch-runter-Ruck.

Der Freestyler: Es ist eine geile Pausendisziplin, dem Partner nach ein paar Deep-Throat-Runden mittels Hüftbewegungen (also freihändig) die eingespeichelte Latte ins Gesicht zu reiben bzw. zu stoßen.

▼ Stimme

An Punkten wie dem Einfordern der Hodensacklutscherei oder dem Thema Blickkontakt ist bereits deutlich geworden, wie zielführend Kommunikation beim Sex ist. Nicht zuletzt deshalb, weil Sex als solcher eine Kommunikationsform ist. Man sollte also keine Scheu haben, beim Blasen zu sprechen. Auch deshalb, weil der aktive Partner dazu über weite Teile der Nummer nicht in der Lage ist, weil er den Mund voll hat. Um auf ihn einzugehen und ihn anzuspornen, frag ihn wie er sich fühlt. Ob er es so mag? Ob er es härter braucht? Ob er schon immer so blasgeil war? Und so

Dem Wort »Maulfick« Ehre machen heißt dem Partner entgegenkommen.

weiter. Allein die erstickten »Mmh-mh«-Laute, mit denen er antworten wird, sind es wert, sich diese Mühe zu machen. Das führt direkt zum abstrakteren Einsatz deiner eigenen Stimme. Auch du kannst sie neben inhaltlichen verbalen Äußerungen zum Laute- von-dir-Geben nutzen. Ein geiles Blas-Rendezvous nimmt immer zusätzliche Fahrt auf, wenn der Passive nicht nur stumm empfängt, sondern den Grad seiner Erregung durch wohliges Schnaufen, heftiges Atmen oder zustimmendes Brummen mitteilt.

▼ Arsch

Das grundsätzlich aktive Selbstverständnis vieler kategorisch passiver Bläser steht dem Interesse an analen Lustbarkeiten häufig im Wege. Aber das ist weniger ein Hinterrungsgrund als ein Anlass, an dieser Stelle noch mal darauf einzugehen. Während wir uns im »Rimming«-Kapitel ab Seite 160 explizit mit dem Thema Arschlecken beschäftigen, soll es an dieser Stelle eher um dessen Vorstufen gehen. Denn natürlich kann man die Egofummelei mit den eigenen Händen auf gezieltes Massieren des eigenen Schließmuskels mit dem Finger ausweiten. Genau so gut kann man als Ergänzung oder Alternative zur Einforderung eines Sack-Blowjobs um einen analen Fingerjob des Partners bitten. Auch wirklich sexy: Zum Blas-Date mit einem Buttplug im Hintern erscheinen, an dessen Fußstück man selber oder der Bläser beim Schwanzlutschen via Klopfzeichen für Schwingungen sorgt. All diese Methoden sind als sensuelles Bonusprogramm für die genitale Stimulation zu verstehen. Und als Möglichkeit, der eigenen Position eine gewisse Dualität hinzuzufügen. Auf viele Kerle hat es eine erotisierende und aufmunternde Signalwirkung, wenn ein standhafter Passiv-Bläser durch einen Plug im Arsch suggeriert, dass er auch beim Analverkehr passiv sein kann. Für den Plugträger selbst wird das Blasvergnügen derweil durch Empfindungen von vorne und von hinten beflügelt. Mit anderen Worten: eine beidseitige Win-win-Situation!

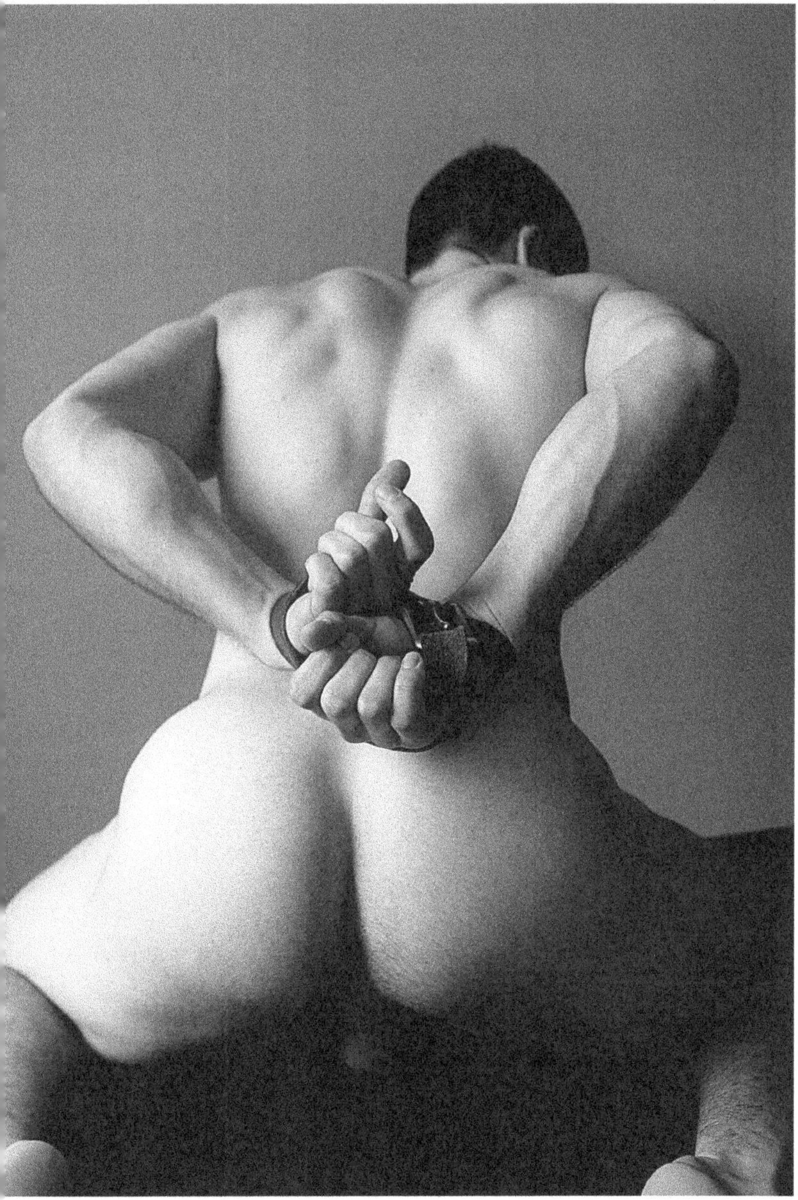

Blowjob-Bootcamp passiv

Aktives Blasen kann mit sehr viel konkreteren Übungen trainiert werden, aber auch für Passive gibt es Möglichkeiten, sich auf ein Blaserlebnis vorzubereiten – körperlich, intellektuell, mental. Und es gibt gute Gründe, es zu tun. Den Zustand der Hingabe, der bei einem echten »Augen zu«-Blowjob anzustreben ist, erreicht man besser, wenn man weiß, was man tut und will. Nicht zuletzt, weil man in Situationen, die gerade nicht so laufen, wie man es sich vorgestellt hat, schneller den Kern des Problems erkennt und entsprechend gegensteuern kann. Die folgenden sieben Übungen dienen in weiten Teilen der bewussten Auseinandersetzung mit dem wichtigsten Werkzeug eines passiven Bläsers: seinem Schwanz. Was bringt ihn hoch? Was bringt ihn runter? Und wie können andere Körperregionen zu dem einen oder anderen beitragen? Wer das weiß, kann seinen Partnern klare Ansagen machen und damit die Dauer und die Intensität des Dates beeinflussen. Die Übungen haben aber natürlich auch zum Ziel, einfach ein bisschen rumzusauen, Vorbehalte abzubauen und aufschlussreichen Blödsinn zu machen. Sie sind nichts für penible Sauberkeitsfanatiker (die sollten am besten Folie oder Müllsäcke unterlegen) und gestresste Zweckonanisten (die reservieren am besten zwei Stunden aus ihrem Terminkalender und markieren sie mit dem Stichwort »Spaß«). Um Spaß geht es hier. Weil es auch beim Blasen darum gehen sollte.

Wer das Bootcamp im Kalender notiert, kann »Spaß« und »Rumsauen« schreiben.

Die meisten werden zwischen den Übungen Pausen einlegen müssen, dennoch sollten wir für alle Fälle alle Besorgungen aus der Shopping-Liste auf Seite 113 parat haben. Die Melone sollte auf keinen Fall im Kühlschrank, sondern bei Zimmertemperatur gelagert haben. Was die Gläser angeht, sollten verschiedene Größen bereitstehen. Wie du dir vielleicht schon denken wirst, musst du deinen Schwanz in sie hineinstecken, also sollte der Durchmesser der Trinköffnung den Durchmesser deines steifen Penis überschreiten. Den

Rest klären wir später. Jetzt erst mal: Auf die Plätze, fertig, los! Wir beginnen mit einer leichten, fast schon meditativen Übung.

▼ Übung 1: Die Feder

Ein kurzes Wort zu der Art der zu verwendenden Federn: Es sollten keine winzigen Daunen oder flauschige Marabufedern sein. Sie müssen in der Lage sein, einen Widerstand zu erzeugen. Gänsefedern (also solche, die in grauer Vorzeit als Schreibgerät benutzt wurden) eignen sich gut. Wer so was hat, kann auch einen dieser Staubwedel aus Straußenfedern verwenden. Zur Vorgehensweise: Zieh dich nackt aus, entspann dich, stell dir was Schönes vor oder guck Pornos und wichs dabei deinen Schwanz hoch. Einen Ständer zu bekommen, gehört zur Vorbereitungsphase. Wenn du einen hast, solltest du optisch stimulierende Reize im wörtlichen Sinne ausschalten. Wenn du also Pornos geguckt hast, Rechner oder DVD-Player aus, beziehungsweise Wichsheftchen zugeklappt! Du musst allein sein mit dir und deiner Latte. Und den Federn natürlich. Denn die nimmst du jetzt zur Hand und streichelst damit deine Eichel, deinen Schaft und (nicht vergessen) deinen Hodensack. Wie viel Druck du dabei ausüben musst, hängt von deiner situativen und generellen Schwanztoleranz ab. Einige werden kaum was spüren und denken »Was soll der Scheiß?«, anderen wird es direkt Schauer durch den Körper treiben, die ihnen Gänsehaut und steife Nippel verursachen. Das eine ist nicht schlechter als das andere. Denn von nun an heißt es ohnehin: Forschen! Wenn du nichts spürst, such die Stellen, an denen es kitzelt. Wenn du's kaum aushältst, such einen Weg weiterzumachen, ohne dass deine Erektion nachlässt. Und: Lass dir Zeit! Am Ende wirst du ein ungefähres Gefühl für die Hot-Spots deines Ständers bekommen und dadurch Attraktionspunkte für gezieltes Lecken ermittelt haben. Eine Ausdauerübung in Sachen Ständerbehalten ist das Ganze sowieso. Übrigens: Wem Federn tatsächlich

> ***Einer denkt »Was soll der Scheiß?«, andere bekommen steife Nippel.***

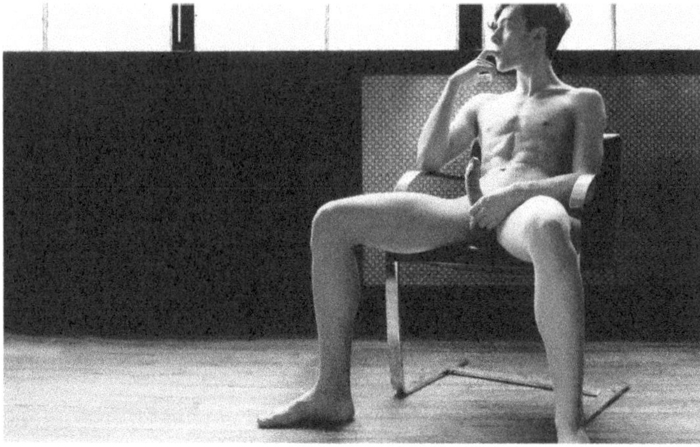

partout zu soft sind (obwohl das eigentlich nur eine Einstellungsfrage ist), sei der Griff zu handfesteren Kitzlern wie Löffeln oder Teebeuteln (gar nicht mal schlecht), oder bei besonders robuster Statur weichen (Zahn-) Bürsten (beziehungsweise deren Stielen), erlaubt. Hauptsache, es prickelt. Und zwar ohne Zuhilfenahme von Gleitmitteln. Zu denen kommen wir gleich noch. Ansonsten: Bitte noch nicht kommen! Der Kopf sollte angeschaltet bleiben, um bewusst Hot Spots zu registrieren. Wenn du vergesslich bist, notier sie auf einem Zettel, den du neben dein Bett hängst und bei späteren Wichsereien als Wegweiser zu gezielten Stimulationspunkten nutzt – oder beim nächsten Blas-Date als Anleitung für deinen Lecker.

▼ Übung 2: Feuchte Träume

Ich empfehle, mit dieser Übung direkt an die vorherige anzuschließen und zwischendurch keine Pause zu machen. Warum? Weil es jetzt ans deftige Einseifen deiner Latte und damit um eine konsequente Steigerung der zuvor erzielten Stimulationsintensität geht. Wenn du das Gefühl hast, deine persönlichen Federreizpunkte erfasst zu haben, spucke dir zunächst in die hohle Hand, führe sie an deine Eichel und verteil die Spucke auf deinem Schwanz. Das wirst du ein paarmal wiederholen müssen und je nach Konsistenz deines Speichels vielleicht auch bald zu Gleitgel übergehen. Hauptsache aber ist: Am Ende sollte dein Rohr triefen. Manche werden jetzt denken »Igitt, was redet denn der Pornokasper da für einen Ekelmüll«, aber ich meine das genau so. Will sagen: Du sollst übertreiben! Es *soll* tropfen und schmatzen und kleben. Wenn du also Angst um deine Auslegeware hast, leg vorher etwas unter. Für alle Fälle hast du ja die Küchenrolle parat. Für den Feuchtigkeitsüberschwang gibt es drei Gründe.

Erstens: Er gewöhnt dich an das Gesabber, das so mancher Profibläser als zentralen Kick des Blowjobs empfindet und einsetzt.
Zweitens: Es macht deinen Schwanz schön flutschig und damit unempfindlicher für Berührungen jeglicher Art.
Drittens: Es konfrontiert dich gegebenenfalls mit einem gewissen Ekel, den man bei sexuellen Aktivitäten besser außen vor lässt, um dem eigenen Vergnügen nicht selbst im Wege zu stehen. Tatsächlich gibt es wissenschaftliche Untersuchungen darüber, dass das Gehirn beim Sex bestimmte Bereiche lahmlegt, die normalerweise Ekelreize auslösen. Dadurch wird die Scheu, sich selbst oder die eigenen Schleimhäute bestimmten Körperflüssigkeiten auszusetzen, zugunsten animalischer Triebe ausgehebelt – und animalischer Sex ist meist gut. Beim Wichsen, das die »Feuchte Träume«-Übung ja letztendlich ist, muss man die Lahmlege-Mechanismen mangels erotischer Reize durch Düfte und Berührungen eines Lovers aus sich selbst heraus mobilisieren. Eine gute Übung also, um die Toleranzschwelle für den Partnerkontakt prophylaktisch herabzusetzen. Und für einige eine Methode, die Akzeptanz der eigenen Körperlichkeit samt ihrer Flüssigkeiten zu steigern.

Der Rest ist Schmieren und Wichsen und Nachschmieren und Weiterwichsen. Leg zwischendurch beide Wichsfäuste übereinander und simuliere mit ihnen ein Blasmaul. Und achte darauf, die Eichel einzubeziehen. Man tut gut daran, sie für den Ernstfall zu desensibilisieren. Ansonsten: Zögere den Orgasmuspunkt möglichst lange hinaus. Das steigert deine Ausdauer. Wenn du dann aber fällig für's Abspritzen bist, hast du dir definitiv die Lizenz dafür erworben.

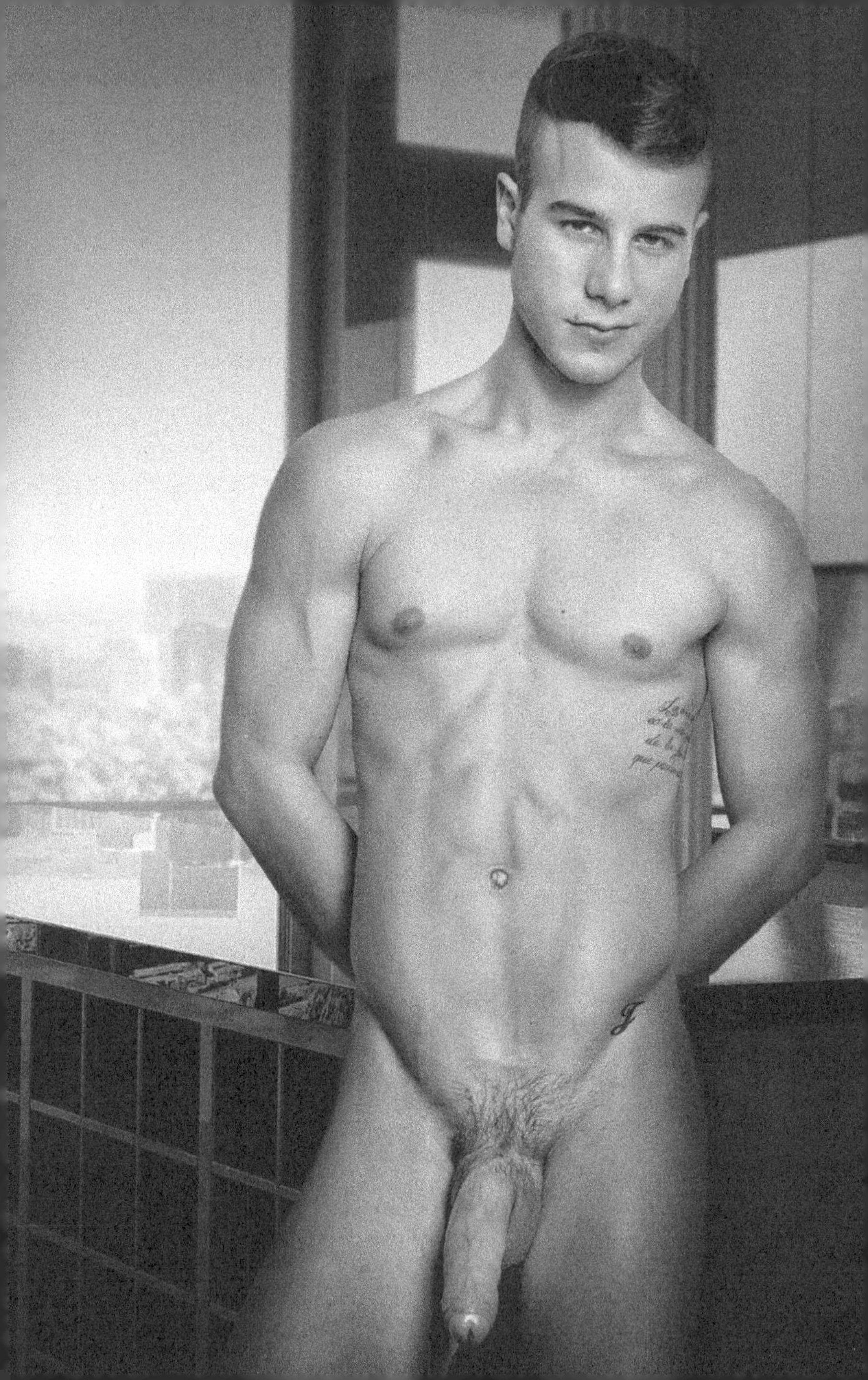

▼ Übung 3: Die Melone

Diejenigen, die mein *Gaymasutra* gelesen haben, werden jetzt ahnen, was kommt. In dem Buch gab es in der Rubrik »Stellungen beim Onanieren« die Disziplin »Der Melonenfick«. Ich habe sie damals folgendermaßen anmoderiert: »Eine Melone mit einem Loch zu versehen, einen Fick-Kanal hineinzuspachteln und dann den bitte, bitte mit einem Kondom geschützten Ständer hineinzustoßen, ist eigentlich vor allem eines: eine Riesensauerei.« Dieser Einschätzung habe ich nichts hinzuzufügen. Denn auch jetzt, als ich den Fruchtstich (zugegebenermaßen zum ersten Mal seit den *Gaymasutra*-Recherchen) wieder ausprobiert habe, war es ein Geklebe und Gepladdere, das die Grenzen des gemeinhin als appetitlich Geltenden definitv sprengte. Zum Glück hatte ich schon den Ekel-Abtrainier-Kursus aus den »Feuchten Träumen« hinter mir. Dass ich die Melone trotzdem immer noch für eine gutes Übungsinstrument halte, liegt zum einen daran, dass sie (wenn auch schwerer, glatter und runder als ein Männerkopf) doch ein Gefühl dafür vermittelt, wie es sich anfühlt, einen Bläserkopf auf den eigenen Schwanz niederzudrücken. Je nachdem, wie eng man die Fickröhre im Fruchtfleisch gemacht hat, werden außerdem die Begrenzungen, denen ein Ständer in der Mundhöhle begegnet, ansatzweise simuliert. Ich plädiere dafür, den Kanal eher ein bisschen großzügiger als zu eng zu schneiden. Sonst ist es erstens unangenehm, und zweites drückt die eigene Latte überflüssiges Mark und Melonensaft aus der Öffnung, die einem dann am Bein runterlaufen. Sonst: Schön darauf achten, dass die Melone nicht zu kalt ist, sonst ist Sense mit der Erektion. Erwärm sie bitte nicht in der Mikrowelle! Wird zu heiß und außerdem matschig. Ganz kurz in den Ofen und auskühlen lassen geht, aber am besten lässt man die Frucht eine Nacht lang bei Zimmertemperatur liegen – bitte noch ohne ausgeschnittenes Loch! Der Melonenstich sollte immer direkt nach dem Aushöhlen des Schwanzkanals stattfinden. Der Mehrwert, den das Ganze für die spätere Bläserei hat, lässt sich ebenfalls mit einer Rückbesinnung auf's *Gaymasutra* erklären. Dort taucht die Übung in der partnerschaftlichen Oralverkehrvariante (also Bläserkopf statt Kullerfrucht) unter dem Titel »Der Melonenbote« auf.

▼ Übung 4: Der Glasfick

Nachdem wir uns von der Melone erholt und ordentlich gewaschen haben, kommen wir zu den Gläsern. Hier geht es darum, den Schwanzkontakt mit Oberflächen und Widerständen zu forcieren und gleichzeitig eine optische Idee von den Dingen zu bekommen, die bei einer Bläserei im Mund des Aktiven stattfinden. Nimm dafür ein Sektglas zur Hand, schmier deinen Steifen mit Gleitgel ein und schieb ihn hinein. Je nach Länge deiner Latte, wird die Eichel dabei auf den Glasboden treffen. Diesen Punkt streben wir an. Denn dann kannst du sehen, dass die Eichel auch bei sanftem Drücken nicht in dem Sinne schmerzt. Sie hält die Engpässe also durchaus aus, auf die sie in einem Mund auf jeden Fall stoßen wird. Sollte das Glas zu groß sein, nimm ein kleineres oder kürzeres, beziehungsweise probier die Eichel-Behandlung in der Fingerhut-Variante (also doch mit einem Schnapsglas). Dabei bitte keine Quetschereien veranstalten! Es geht nicht darum, unsere kostbaren Pimmel in Öffnungen oder Röhren zu friemeln, die zu klein für sie sind. Vielmehr sollte immer ein wenig Spiel sein und erst am Glasboden ein Widerstand entstehen – der aber nie die Gefahr des Einklemmens mit sich bringt. Gläser, die sich trichterförmig nach oben hin öffnen, sind somit am geeignetsten. Zu dünnwandig sollten sie auch nicht sein wegen der Bruchgefahr. Und noch ein Tipp: Solltest du das Gefühl Schwanz-auf-Glas unangenehm empfinden, zieh ein Kondom über. Das hilft.

Eichel trifft auf Glasboden – ein Vorgeschmack auf Engpässe im Mund.

Sind all diese Bedingungen erfüllt, kannst du die optischen und sensuellen Vorzüge des Glasficks voll auskosten. Reib deinen geölten Schaft an den Innenwänden des Glases, prüf mit leichten Vorstößen die Toleranz deiner Eichel, probier weiter Glasformen und -größen aus. Wenn du genug gefühlt und gesehen hast, mach den Cocktail-Test. Fülle die Gläser mit Flüssigkeiten (mit/ohne Kohlensäure, dickflüssig/wässerig) oder Brei, stell sie auf den Boden und tauch im Liegestütz deine Latte hinein. Du wirst merken, wie unterschiedlich sich die Substanzen am Penis anfühlen und nebenbei auf mögliche Lebensmittelspielchen mit deinem Partner vorbereitet.

▼ Übung 5: Draculas Gebiss

Die Zähne des Aktiven sind der Feind jedes Passiven. Es kann extrem unangenehm werden, wenn ein Bläser sie nicht im Zaum zu halten vermag. Um uns für den Fall der Fälle zu wappnen, brauchen wir eins dieser schrottigen Klapp-Gebisse, die (große) Kinder, die als Dracula zum Karneval gehen, sich in den Mund klemmen, um Vampirzähne fletschen zu können. Die Dinger taugen nichts und rutschen ständig raus, für unsere Zwecke sind sie aber gerade richtig. Je nach Schwanzbreite und Empfindlichkeit kann man die verlängerten Schneidezähne auch abschmirgeln. Dann allerdings darauf achten, dass keine rauen Flächen oder Kanten entstehen, die an der Schwanzhaut schaben. Obwohl ... Letztendlich geht es bei dieser Übung um nichts anderes. Nimm das Gebiss zwischen Daumen und Zeigefinger beider Hände, dreh es so, dass es deinen Steifen »anguckt« und setz es dann vorsichtig hinter der Eichel an – und zwar so, dass deine Latte sozusagen zwischen »Oberkiefer« und »Unterkiefer« klemmt. Dann lass das Gebiss behutsam auf deinem Ständer auf- und abfahren. Harte Burschen machen das ohne Gleitgel, der Rest schmiert lieber ein wenig vor. Bleib stets vorsichtig, aber verändere den Druck des Bisses immer wieder ein bisschen. Nachdem das Gefühl am Anfang in der Regel allein aufgrund seiner Kuriosität nicht besonders angenehm empfunden wird, werden viele von euch nach einer Weile merken, dass es durchaus Druckvarianten gibt, die sich gar nicht mal schlecht anfühlen. Oder dass ein leichtes »Zubeißen« an der Schwanzwurzel gut kommen kann. Oder dass nach etwas Rumprobieren sogar Lust aufkommt, die Eichel, den Sack oder die Nippel in das Spiel mit einzubeziehen. Ist Letzteres der Fall, bist du deinem eigenen Knabberfetisch ins Netz gegangen und solltest deine Partner vorm nächsten Date entsprechend instruieren. Der Rest weiß nun, wie sich das Geschabe von Zähnen an der Latte anfühlt und kann es bei bissigen Bläsern hoffentlich schnell erkennen und abstellen.

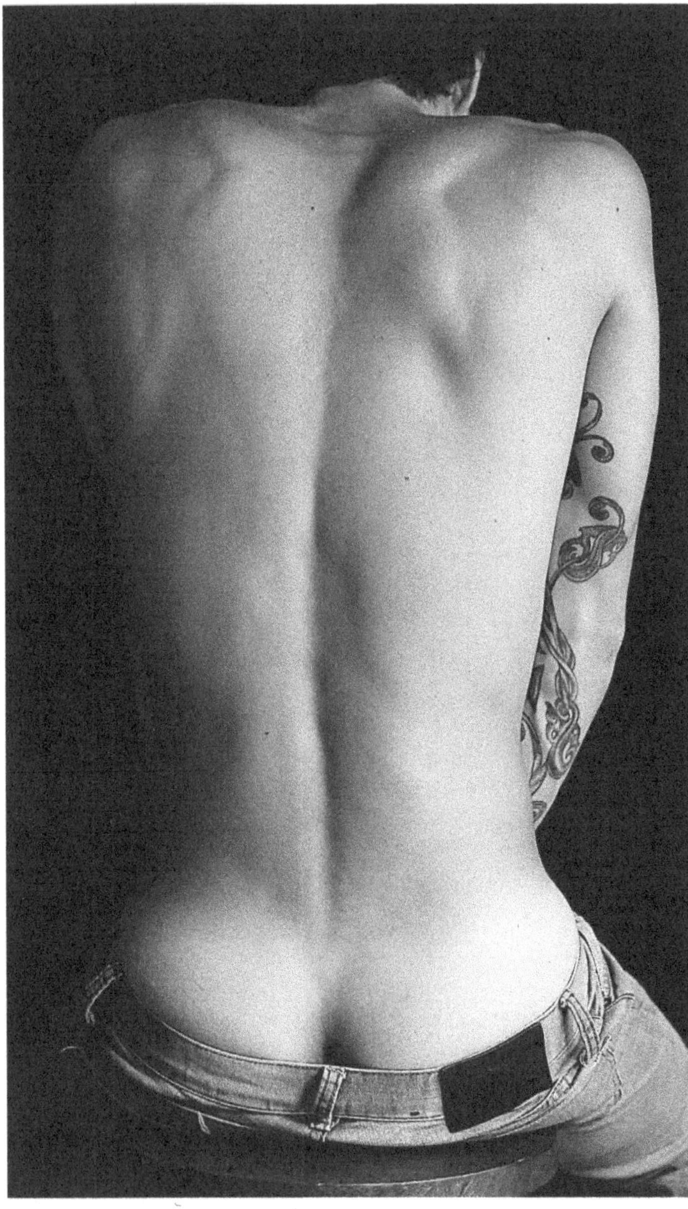

▼ Übung 6: Der Blindfick

Zeit für eine kleine Zwischenbilanz! Wenn du über die fünf bisherigen Übungen nachdenkst, haben sie dir im besten Fall alle Vergnügen bereitet, meist werden sich aber Präferenzen herauskristallisiert haben. Wer das Gebiss mochte, hat sich mit hoher Wahrscheinlichkeit bei der Feder gelangweilt. Wer auf das Getropfe von Melonen und »Feuchten Träumen« steht, wird dagegen das Gebiss unspannend finden. So oder so: Um das Erfahrene zu vertiefen, wiederholen wir unsere Lieblingsübung(en) noch mal mit verbundenen Augen. Dabei findet eine weitere Sensibilisierung für Schwach- und Reizpunkte statt, und es wird gezwungenermaßen eine Entschleunigung provoziert. Beides hat die Feinjustierung der eigenen Lustantennen zur Folge, die ohnehin das Ziel des Bootcamps ist. In gewisser Weise bedeutet es eine Steigerung des Allein-mit-deiner-Latte-Seins, das wir nach der Wegnahme von pornografischen Hilfsmitteln in Übung Nummer eins erwirkt haben. Dank Augenbinde bist du nun nicht nur allein mit deiner Latte, du bist auch deines Augenlichts beraubt – und damit endgültig angekommen im »Augen zu!«-Modus. Der Rest ist Tasten und In-dich-Reinhören und nach Überwindung erster Koordinationsschwierigkeiten hoffentlich: Genuss.

Mit verbundenen Augen kommt man voll im »Augen zu«-Modus an.

▼ Übung 7: Masturbatoren-Action

Melone und Glasfick sind Gradmesser dafür, dass man seinen Ständer so gut wie überall reinstecken kann, wenn man nur etwas Aufgeschlossenheit und Muße mitbringt. In erster Linie sind sie aber preiswerte und niederschwellige Methoden, das eigene Erektions- und Stichtemperament zu prüfen. Noch besser geht das mit Gerätschaften, die extra für diesen Zweck entwickelt wurden. Davon gibt es einige. Wer das Erlernte also mit Profi-Equipment verfeinern will, trifft auf der nächsten Seite auf die ganze Vielfalt der Masturbatorenwelt.

FÜNF MASTURBATOREN-VARIANTEN

▼ 1 – Blowjob-Maschine

Fehlen dürfen sie an dieser Stelle auf keinen Fall, aber da ich auf das Phänomen Blowjob-Maschine auf Seite 31 bis 33 schon sehr ausführlich eingegangen bin, verweise ich zur Vertiefung dieses Punktes dorthin. Ansonsten möchte ich an dieser Stelle davon abraten, sich mit Staubsaugern oder sonstigen Hausthaltsgeräten selbst welche zu bauen. Erstens funktionieren sie in der Regel nicht, zweitens ist die Verletzungsgefahr höher als der Lustfaktor.

▼ 2 – Fleshjack

Fleshjacks heißen so, weil sie die Form von leicht überdimensionierten Taschenlampen (Flashlights) haben. An der Stelle, wo bei der Lampe das Licht rauskommt, kommt bei einem Fleshjack etwas hinein: dein Schwanz. Die Form der Öffnung kann man wahlweise als Mund, Möse oder Miniaturarsch bestellen, das Material ist elastischer Cyberskin-Kautschuk, der flexibel genug ist, um auch bestbestückte Schwänze aufzunehmen, und fest genug, um einen Gegendruck zu erzeugen. Solange ausreichend Gleitmittel im Spiel ist, kann man mit den Dingern ordentlich rödeln. Zum Reinigen löst man den Fickschlauch aus seiner Hartplastikhülle, stülpt ihn um, wäscht ihn aus und setzt ihn nach dem Trocknen wieder ein. Kurzum: Ein beliebig oft wiederverwendbares Gerät, das einen echten Blowjob zwar nicht ersetzen, aber zu Übungs- und Masturbationszwecken doch erstaunlich gut imitieren kann. Man kann für die Innenwand des Fickschlauches auch verschiedene Noppenstrukturen anfordern und aus (angeblich) realistischen Nachbildungen von Pornostarlöchern und -mündern wählen – darunter auch jenes von Cockyboy Jake Bass, der in diesem Buch unter anderem auf Seite 95 zu sehen ist.

▼ 3 – Taschen-Muschi

Es gibt sie in jedem Kondomautomaten und manchmal auch in Drogerien: Die an Plastiktütchen erinnernden Folien-Muschis, die man zu einem prallen Luftpolsterring aufbläst, in dessen »Achse« man den geschmierten Ständer reinstößt, um mit ihm auf dem Ring (beziehungsweise mit dem Ring auf ihm) auf- und abzufahren. Dafür dass das Prinzip so wahnsinnig simpel und die Ausführung so billig ist, erfüllen die Dinger ihren Zweck erstaunlich gut. Von Wiederverwendung rate ich in diesem Fall allerdings ab.

▼ 4 – Sexpuppe

Keine Empfehlung, aber eine Möglichkeit. Wer zu viel Geld hat oder beim Solo-Oralsex über sich selbst lachen will, kann ihn mit einer Sexpuppe zelebrieren. Die Auswahl an weiblichen Modellen mit Kugelbrüsten und Drei-Loch-Service (Mund-Mumu-Anus) ist deutlich größer als die der männlichen Zwei-Loch-Stuten, aber auch die gibt es (häufig inklusive eines vibrationsfähigen Pimmels). Sich hiermit auf den Ernstfall vorzubereiten, ist in erster Linie grotesk und lustig. Aber so ist Sex mit echten Partnern ja manchmal auch. Das ist aber auch das einzige realistische Moment bei dieser Variante.

▼ 5 – Pumpen

Vakuumpumpen, mit denen man den Penis »aufbläst« (deswegen werden sie auch bei Erektionsstörungen benutzt), sind zum Experimentieren gut und können dazu beitragen, dass du deinem Lover mit ein bisschen mehr Masse das Maul stopfen kannst. Vom Gefühl her hat das Pumpen an sich aber nichts mit der Stimulation zu tun, die ein Mund beim Blowjob bewirkt. Dazu gibt es zu wenig Reibung.

Ran an die Fickmäuler – gewusst wie!

Es hilft alles nichts. Irgendwann müssen wir uns mal von all den liebgewonnen Melonen und Masturbatoren losreißen und aufbrechen in die weite Männerwelt, deretwegen wir ja eigentlich nur damit angefangen hatten, genitale Freundschaften mit Früchten, Gläsern und umdefinierten Taschenlampen zu schließen. Es wäre auch zu schade, noch länger zu warten. Schließlich warten da draußen Tausende von Schwulen, die über jeden neuen Schwanz in ihrer langen Reihe von Blas-Bekanntschaften glücklich sind – darunter vielleicht sogar der, der am Ende nur noch deinen will. Aber ich will nicht voreilig in Zweckromantik verfallen. Vielmehr bin ich hier, um dir zu sagen: Du hast als passiver (und nach dem Bootcamp hoffentlich standhafter) Bläser gute Karten auf hungrige Schluckmäuler en masse zu treffen. Wisse aber: Sie sind anspruchsvoll, manchmal sehr ungeduldig, und sie sind in ihrem unbändigen Schwanzhunger oft gnadenlos. Ich weiß, das klingt jetzt etwas übertrieben, aber ich meine das durchaus ernst. Besonders bekennende Maulhuren schießen sich zuweilen dermaßen auf bestimmte Schwanztypen ein (von der Fixierung auf besonders große Kaliber muss ich gar nicht erst anfangen), dass sie sehr schroff sein können, wenn man ihren Vorstellungen nicht entspricht oder gerecht wird.

Dass man sich von solchem Verhalten nicht einschüchtern oder ärgern lässt, hängt wesentlich davon ab, dass man ehrlich und realistisch mit den eigenen Qualitäten umgeht. Um das zu können, hast du deinen Schwanztyp bestimmt. Und deine Sensitivität mit einer Feder getestet. Und deine Toleranzschwelle beim Glasfick gecheckt. Und so weiter. Jeder wird bei irgendeiner Aufgabe auf den zurückliegenden Seiten nicht klargekommen sein, und jeder wird zwischendurch die Lust verloren haben. Das ist normal und muss so sein. Merk dir die Dinge, die dich aus dem Takt bringen, damit du sie beim echten Blowjob nach Möglichkeit ausschließen kannst. Besinne dich auf der anderen Seite aber auch auf die Punkte, die für dich besonders spaßig waren oder die dich besonders geil gemacht haben. Solche Dinge solltest du deinen Partnern gezielt anbieten. Zum Beispiel indem du sie als Vorlieben in dein Dating-Profil schreibst. Womit wir bei der ersten von vier Methoden angelangt wären, mit denen du die weite Männerwelt kennenlernen, erschließen und schlussendlich hoffentlich erobern kannst.

▼ Blas-Dating

Wir reden hier von Online-Dating, das ohne Frage die einfachste, praktischste und in vielen Belangen auch erfolgsversprechendste Möglichkeit ist, um Kerle zu treffen, die kompatibel sind. Vielleicht als kleine Selbstverständlichkeit vorweg: Auch wenn wir uns im Laufe dieses Kapitels sehr auf die nominelle Passiv-Position des Geblasenen konzentriert haben, du solltest das Wort »passiv« im Profilnamen und in deinen Texten nicht benutzen. Es ist zu irreführend. Schreib lieber irgendwas von wegen »Lass mich gerne blasen« oder »Suche Blasmäuler« oder »Liebe Blowjobs als Empfänger«, dann wissen die Jungs, woran sie sind. Und um auf die Gnadenlosigkeit der Maulhuren zurückzukommen: Bitte schummel nicht bei deiner Schwanzgröße, um deine Chancen zu erhöhen. Mit einer ungerechtfertigten XXL-Angabe brockst du dir erstens Ärger mit Typen ein, die dich im Zweifelsfall speziell wegen dieses Attributs angetickert haben, und du beraubst dich zweitens von vornherein der Möglichkeit, auf die Leute zu treffen, die auf Schwänze deines Kalibers stehen. Ansonsten gilt das Fake-Verbot natürlich auch für alle anderen Bereiche. Darüber hinaus: Wenn du eine Verabredung ausmachst, sei pünktlich, einsatzbereit und gewaschen. Aktualisier zwischendurch mal deine Profilfotos – am besten mit Datumsangabe, damit die Leute wissen, wie du aktuell aussiehst. Und lies dir vorher noch mal die Dos und Don'ts auf Seite 146/147 durch.

▼ Blas-Cruising

Darkrooms, Saunen, Pornokinos, Crusing-Parks, Autobahnparkplätze und in manchen Regionen auch noch Klappen – das sind die Orte, an denen Schwule seit jeher der sexuellen Kontaktaufnahme frönen und dabei ziemlich erfolgreich sind. Das Problem mit den Fakern wird in diesem Fall von einer »What you see is what you get«-Systematik abgelöst, die Vermittlung der eigenen Vorlieben durch Posen, Blicke, gegebenenfalls auch durch Hanky-Code-Tücher erledigt (gemeinhin steht ein hellblaues Tuch, das in der linken, hinteren Hosentasche getragen wird fürs Blowjob-Empfangen. Wobei links eigentlich die Aktiv-Seite ist – die Zuschreibungen sind auch hier missverständlich). Im Direktkontakt klären sich solche Dinge naturgemäß schnell von selbst. Auch hier auf Hygiene achten und nicht penetrant werden. Wenn du keinen hochkriegst, mach Pause. Sonst wird's unsexy für alle Beteiligten. Allgemein: Ein gepflegt steifer Schwanz wartet normalerweise nie lange auf Bedienung.

▼ Blas-Partnerschaften

Das Prinzip Fuckbuddy im Reich der Blowjobber. Nichts anderes ist eine Blas-Partnerschaft. Ein schönes Modell! Es garantiert Vertrautheit, Gewissheit und Befriedigung. Weil es viel mit Chemie und Sympathie zu tun hat, lässt es sich in der Regel nicht forcieren, aber wenn man bewusst genug bei der Sache ist, um zu merken, dass bei einer Date- oder Cruising-Bekanntschaft beide perfekt auf ihre Kosten gekommen sind, kann ein einfaches »Das können wir mal wieder machen, oder?« zu einer langlebigen Blas-Partnerschaft führen. Dass aus so was eine Partnerschaft im exklusiven Sinne wird, ist nicht auszuschließen, ist aber nicht Inhalt des hier gemeinten Modells.

▼ Blas-Orgien

In Dating-Foren findest du für jede Vorliebe einen Club, und wenn du dir deinen Steifen gern von einer Gruppe lutschen lassen möchtest, wirst du unter Stichworten wie »Bukkake«, »Sexparty« oder eben »Orgie« mit Sicherheit fündig. Oder du gründest deine eigene Gruppe. Dass in diesem Kontext das vergleichsweise softe Bedürfnis nach Blowjobs in den meisten Fällen zur Forderung von Fickereien führen wird, sollte dir vorher klar sein. Wenn du dazu, warum auch immer, nicht bereit bist, lass dich nicht unter Druck setzen. Aber akzeptiere auch, wenn du bei manchen Partys nicht zur Zielgruppe passt.

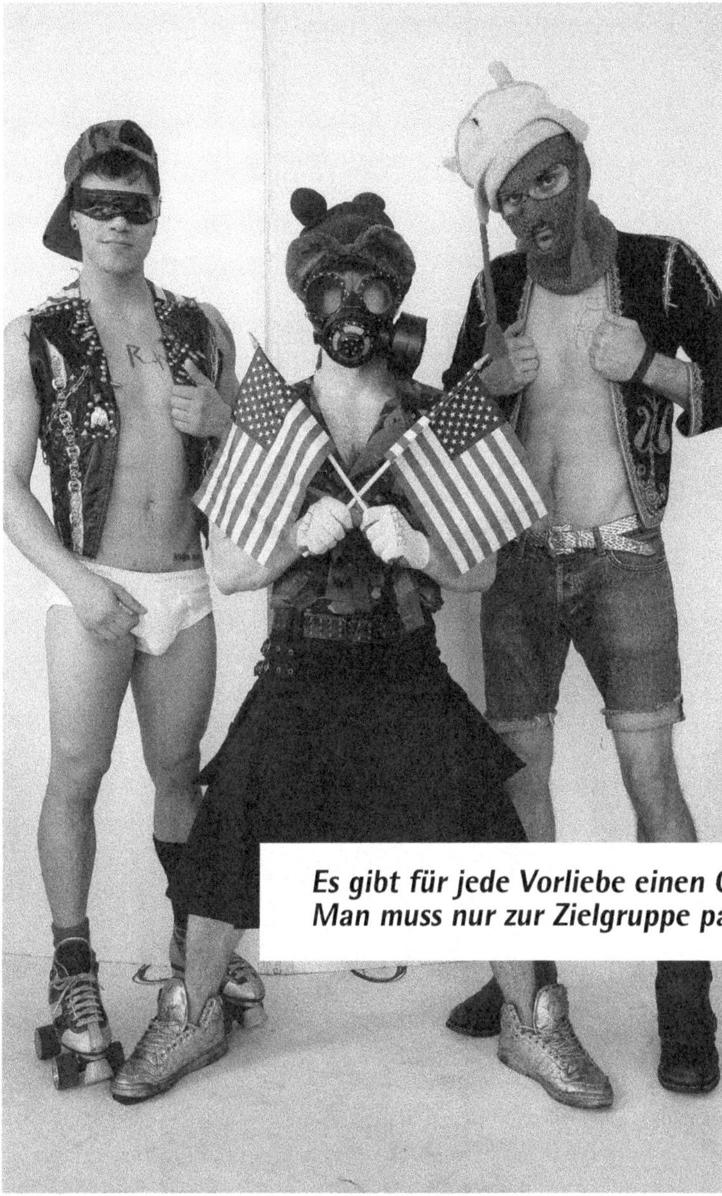

Es gibt für jede Vorliebe einen Club!
Man muss nur zur Zielgruppe passen.

Dos beim Blowjob-Empfangen

1 – Lob

Durch Komplimente wird so manch durchschnittlicher Bläser zur Überdurchschnittlichkeit motiviert. Man sollte also schon aus Eigennutz welche streuen. Es geht nicht darum, Fähigkeiten zu preisen, die der andere nicht hat, sondern darum, ihn durch das Anerkennen seiner Stärken zu ermutigen, statt ihn durch Kritik zu demoralisieren.

2 – Spezialitäten

Wer mit originellen Ideen übers Standardprogramm hinausgeht, kann sich des Respekts und der Treue der Blas-Buddys sicher sein. Wer ein Markenzeichen hat, punktet zudem mit Einzigartigkeit im Dschungel der Mitbewerber. Was für eins, hängt vom Typen ab. Von speziellen Moves bis zu ausgefallener Penis-Mode ist alles denkbar.

3 – Autorität

Nein, du musst nicht den Macho raushängen lassen, aber du solltest ihn in dir spüren. Das heißt, du solltest wissen, was du willst und magst. Es ist extrem anstrengend und unerquicklich für einen Bläser, gegen die Unentschlossenheit eines Passivschwanzes anzublasen. Außerdem: Ein bisschen Macho-Gepolter mögen viele ja durchaus.

4 – Offenheit

Gerade weil die Funktion so monoaktiv ist (Schwanz hinhalten), sollte man für jede Variation offen sein. Zeig dich also aufgeschlossen für Vorschläge deiner Partner. Und wenn sie mal einen zweiten und dritten Schwanz dazuholen wollen, sieh diese eher als Ansporn, gegen sie zu bestehen, als dich durch sie bedroht zu fühlen.

5 – Post-Orgasmus-Revanchismus

Du hast abgespritzt und wärst eigentlich bereit zum Gehen? Manche Bläser wollen das so, aber bei allen, die auch selbst zum Schuss kommen wollen, solltest du den Anstand haben, dich zu revanchieren. Indem du sie selber bläst, indem du sie wichst, vielleicht auch einfach nur, indem du da bleibst, bis sie gekommen sind. Damit seid ihr quitt!

Don'ts beim Blowjob-Empfangen

1 – Unsauberkeit
Klar, es gibt Blasmäuler, die stehen auf Pintgrind und Schamhaar-Muffel, aber sie melden ihre Vorlieben in der Regel vorher an. Dem Rest begegnet man schon aus Gesundheitsgründen mit möglichst hoher Keimfreiheit. Das heißt nicht Schamhaare-Kahlschlag (auch wenn er am hygienischsten ist), aber wenigstens Gewaschensein.

2 – Gewalt
Ganz unmissverständlich: Alles, was du mit Gewalt durchdrücken musst, ist verboten. Selbst wenn du dich mit deinem Partner darauf geeinigt hast, dass du ihn härter anfassen darfst. Mit Gewalt ist dabei auch das hartnäckige Einfordern von Praktiken gemeint, die der Aktive einmal abgelehnt hat. Ihn unter Druck zu setzen, ist nicht fair.

3 – Stressen
Ein Don't, das nur deiner eigenen Entlastung dient. Wo Druckmachen beim Partner nicht fair ist, ist es auch bei einem selbst nicht statthaft. Heißt: Wenn du abgelenkt bist oder Probleme hast, eine Erektion zu halten, erspar dir und deinen Dates den Krampf des manischen Hochwichs-Stop-and-Gos. Das ist für beide unentspannt.

4 – Ignoranz und Nachlässigkeit
Du trägst als Passiv-Bläser eine gewisse Verantwortung. Es ist okay, wenn du dich ordentlich bedienen lässt, aber du solltest deinen Partnern dennoch signalisieren, dass du auch auf ihre Bedürfnisse eingehst. Dazu musst du sie erst mal erkennen. Also wachsam bleiben. Zur Vertiefung kannst du auch den Schwanztyp »Wichser« studieren.

5 – Abspritzen ohne Ankündigung
Das rechtzeitige Aussprechen des kleinen Satzes »Ich komme« ist nicht nur eine Safer-Sex-Angelegenheit. Auch darüber hinaus sollte man dem Partner Gelegenheit geben, den Orgasmus, an dem er sprichwörtlich aktiv mitgewirkt hat, mitzuerleben, beziehungsweise vor ihm in Deckung gehen zu können.

Wunder der Technik: Blowjob-Methoden für Passive

▼ Die Rute

Der Film von Unterwürfigkeit und Dominanz läuft beim Blasen im Hintergrund eh mit. Aber man kann ihn auch in den Vordergrund holen. Dafür muss dein Lover Platz machen wie ein Hund. Oder du fesselst ihn. Er sollte auf jeden Fall still sitzen, damit du ihm die Rute geben kannst. Es ist ein heidengeiler Spaß, den noch schlaffen Penis rauszuholen und damit Gesicht, Hals, Schultern und Stirn des Aktiven zu peitschen. Sobald du eine Latte hast, muss dein Lover um sie betteln. Ob er sie bekommt, hängt davon ab, ob er brav ist. Sonst: Noch mal die Rute. Geht aber nur, wenn dein Partner es devot mag.

▼ Live-Contest

Für diese Methode brauchst du eine Webcam, einen Account in einem schwulen Video-Chat, eine exhibitionistische Ader und einen ehrgeizigen Partner. Mit diesen Zutaten könnt ihr den heimischen Blowjob zur Live-Show machen und das Spiel mit der Lust zum Wettstreit um die Zuschauergunst. Manche Bläser laufen unter diesen Voraussetzungen zu Höchstform auf. Du selber vielleicht auch. Kläre aber vorher, dass keiner von euch Nachteile durch einen Auftritt in der virtuellen Öffentlichkeit bekommt. Sonst tragt lieber Masken.

▼ Verpackungskünstler

Den angesteiften Schwanz durch die Unterwäsche allmählich hart und feucht geknabbert zu bekommen, ist eins der geilsten Vorspiele, die es beim Sex gibt. Der Moment des finalen Freilassens der nackten Latte wird damit systematisch hinausgezögert. Dadurch gewinnt er an Bedeutung. Und das Bewusstsein über die Macht des eigenen Gemächts über den Bläser an Wucht. Man kann dieses Prinzip verstärken, indem man bestimmte Outfits oder Stoffe wählt. Kurze Nylon-Shorts sind super, nicht zu enge Badehosen auch, gegebenenfalls auch die alte Feinripp, die man vorher mit Bier tränkt.

▼ Extended Play

Wer stabile Blas-Partnerschaften oder eine sehr offene Beziehung führt, kann das ultimative Bläserglück in Dreierkonstellationen suchen. Ein Passiv-Kollege, mit dem man versucht, das aktive Blasmaul mit einem Schwanzdoppelpack zu stopfen, kann ein super Komplize sein. Ebenso könntest du deinem Bläser einen Praktikanten zur Seite stellen, mit dem er sich gemeinsam an deiner Latte zu schaffen macht. In beiden Fällen ist aber ganz wichtig, dass alle einverstanden sind und sich keiner zurückgesetzt oder überfordert fühlt.

▼ Fütterung

Mit Lebensmitteln haben wir uns im Bootcamp ja schon eingehend solo beschäftigt, warum sollten sie also nicht auch im Duett Akzente setzen. Während die Aktiven dich »grapefruiten« können (warte ab, bis es einer bei dir tut, oder lies die Methode bei den Gimmick-Blowjobs der Aktiven auf Seite 93 nach), kannst du sie verwöhnen, indem du deinen Ständer im wahrsten Sinne des Wortes zur Zuckerstange machst. Ein Beispiel: Latte in einen Fruchtsmoothie tauchen, und ein paar Streusel oder eben Zucker drüber streuen, fertig ist der Lutsch-Lollie. Varianten dieser Idee gibt es hundertfach. Eine Fütterung kann also jeden Tag eine andere Geschmacksrichtung haben.

▼ Plugjob

Es kann ein Gefallen sein, den du dir selber tust, oder eine Überraschung für den Partner. In jedem Fall ist es eine heiße Einladung für Bonusrunden und Verlängerungen, wenn der Passiv-Bläser einen Buttplug im Arsch trägt, während er sich lutschen lässt. Besonders in Partnerschaften, in denen die Rollen normalerweise klar verteilt sind, kann man so Signale setzen und gegebenenfalls eine neue Ära einläuten. Wo dein Lover beim Blasen Gefallen daran findet, gleichzeitig deinen Plug in Schwingung zu versetzen, ist der Weg zu einer anschließenden Rimming-Session gar nicht mehr weit. Es reicht aber auch völlig, wenn man selbst für Schwingung sorgt.

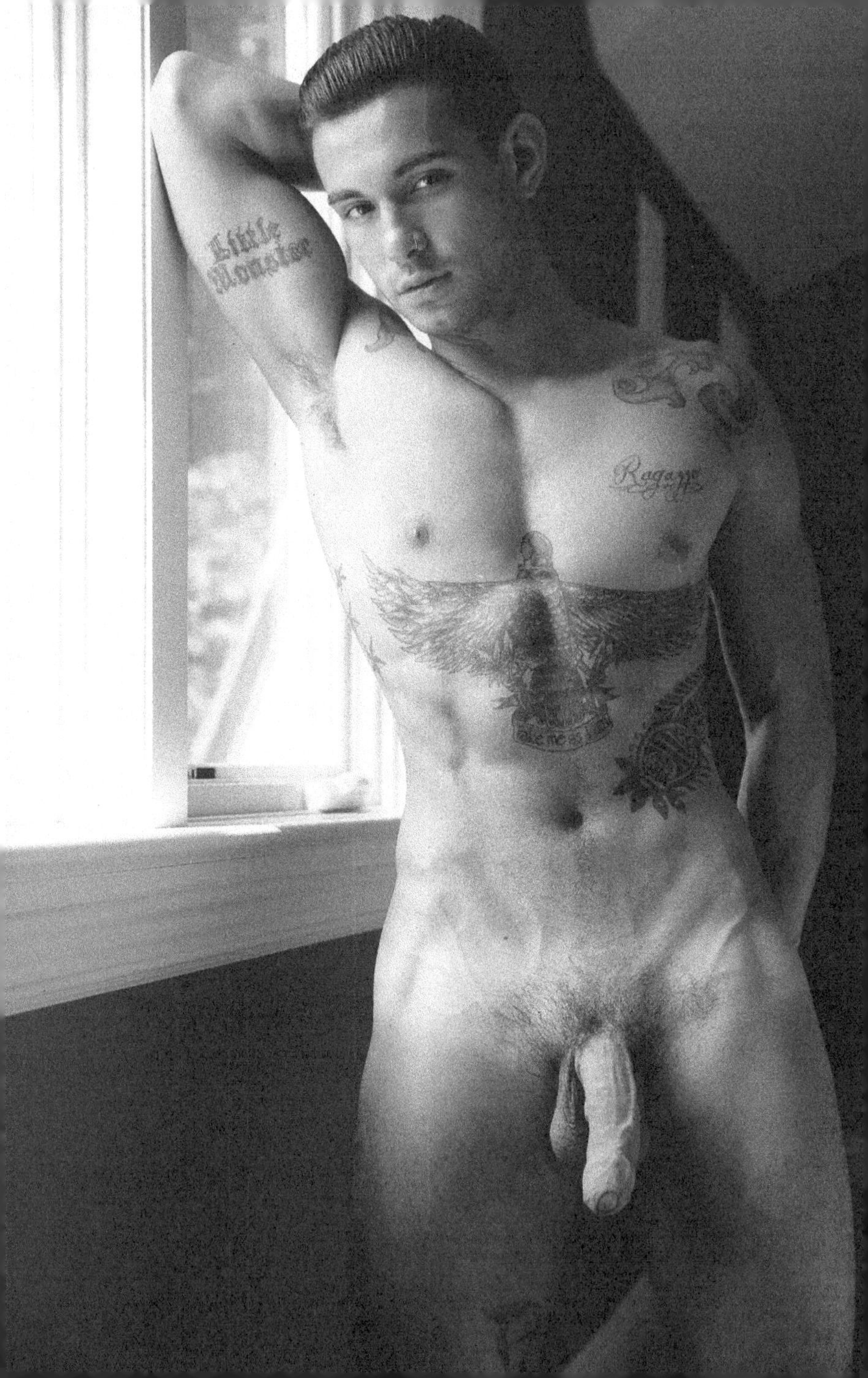

Cockyboys-Blowjob-Interview passiv: Ricky Roman »Ein guter Bläser lässt nicht locker!«

Mit seiner stattlichen Vorhaut ist Ricky Roman für die Bläser dieser Welt der Mann mit dem gewissen Extra. Seit der 24-Jährige seinen Ständer in den New Yorker Cockyboys-Studios erstmals hinreißend telegen in einem Fleshjack versenkte, kann er sich vor Verehrern kaum retten. Trotzdem ist Ricky auf dem Boden geblieben. Er ruht in sich. Auch deshalb, weil er sich vor der Pornokarriere viel Zeit genommen hat, um herauszufinden, worauf er wirklich steht – zum Beispiel auf Bläser mit einer gewissen Etikette.

Wann hattest du deinen ersten Blowjob und wie war's?
Ich war 15, und es passierte in einem Pickup Truck. Das war damals eine wirklich sehr ungewohnte Situation für mich. Aber es war echt geil und fühlte sich wahnsinnig gut an.

Wusstest du von vornherein, dass du lieber geblasen wirst, anstatt selbst zu blasen?
Um ehrlich zu sein, hat es eine Weile gedauert, bis ich die Position des Empfängers wirklich genießen konnte. Meiner Erfahrung zufolge muss man beide Erfahrungen machen – aktives und passives Blasen. Es musste eine Menge Dates ins Land gehen, bis mir klar war, dass ich mich lieber blasen lasse.

Was hältst du von folgender These: »Blasen ist nicht nur Vorspiel, sondern eine Sexkategorie für sich«?
Ich denke schon, dass Blowjobs eine Kategorie für sich sind. Sie sind zwar nicht so klar definiert wie Analverkehr, aber auch hier muss man eine gewisse Etikette beachten. Angefangen mit: Bitte keine Zähne!

Hast du Tipps, wie man den Blowjob als Passiver intensiver erlebt?
Kommunikation ist das A und O. Das gilt für jede Form von Sex und kann auch beim Blasen zu intensiveren Erfahrungen führen. Ich mag es sehr, meine Partner zu loben, ihnen zu sagen, was sie auszeichnet,

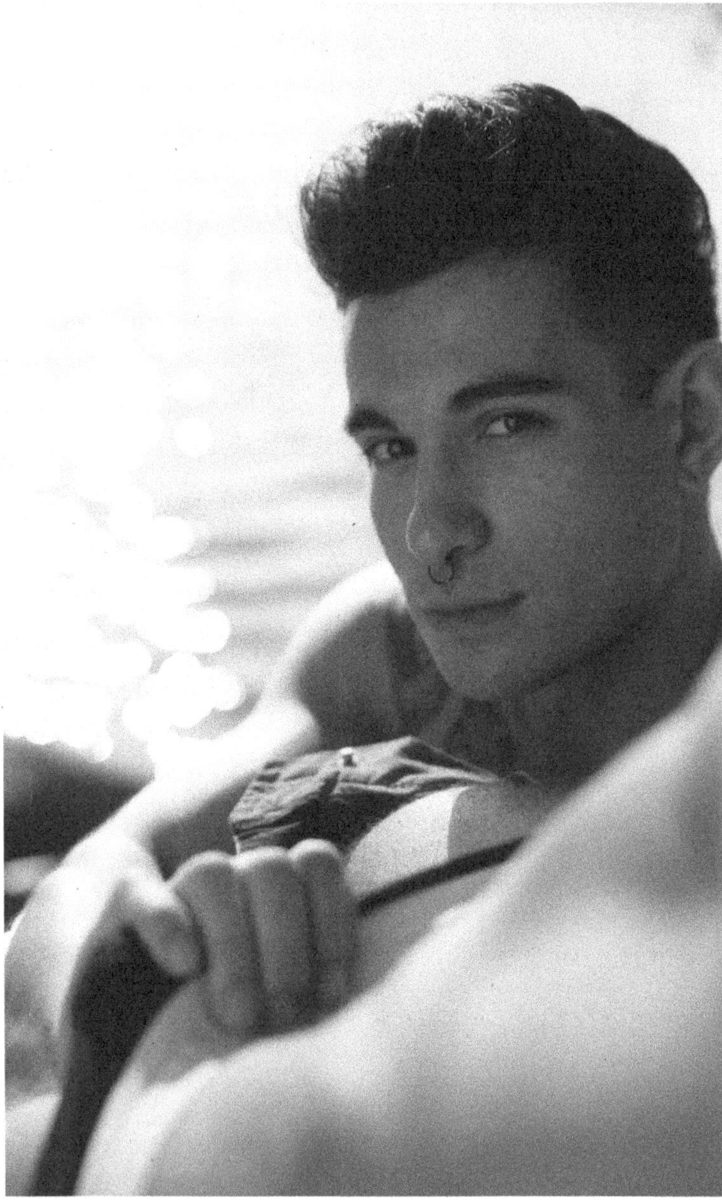

wenn sie einen guten Job machen. Umgekehrt will ich auch von ihnen wissen, was genau sie daran geil finden, meinen Schwanz zu lutschen, oder einfach zu hören, wie geil sie es finden.

Was macht einen guten Bläser für dich aus?
Wirklich gute Bläser sind sorgfältig und gewissenhaft in ihrer Technik. Sie schleifen nicht mit den Zähnen über meinen Schaft. Sie benutzen viel Spucke, um meinen Ständer richtig abzuschlabbern. Sie nehmen ab und zu die Hand zu Hilfe, um zusätzliche Anreize zu setzen. Vor allem aber haben sie Ausdauer: Sie lassen nicht locker, bis ich tief in ihre Kehle oder in ihr Gesicht abgespritzt habe.

Wie macht dir persönlich ein Blowjob am meisten Spaß?
Meinen Schwanz kannst du zu jeder Tageszeit und egal an welchem Ort lutschen, solange es irgendwie passt. Ob im Sitzen oder im Stehen ist mir dabei völlig egal.

Und andersrum? Was ist ein absoluter Abtörner?
Jede Art von schlechter »Performance« kann zum Abtörner werden – nicht kräftig genug saugen, zu hart saugen, sich zu sehr auf die Hände verlassen. Das hängt auch von der Situation ab.

Die größte Herausforderung für einen passiven Bläser?
Auch das ist eine Frage der Tagesform. Manchmal reicht ein Blowjob allein nicht aus, um mich zum Orgasmus zu bringen. Aber das hat auch damit zu tun, wie nötig ich's gerade hab.

Wie desensibilisiert man übersensible Schwänze für härtere Bläserei?
Eine wirkliche Technik gibt es dafür nicht. Um so was steuern zu können, braucht man Erfahrung. Und die bekommt man nur mit der Zeit. Man muss sich also selbst Zeit geben oder sie nehmen.

Kann man einem Mann ansehen, ob er ein guter Bläser ist oder nicht?
Nein. Man kann ein Buch nicht nach dem Einband beurteilen. Ein sinnlicher Mund macht einen Typen noch lange nicht zum Profischlucker.

Existiert die Mundkategorie »zu klein«?
Ich für meinen Teil habe diese Erfahrung zumindest noch nicht gemacht.

Was macht einen Blowjob abgesehen vom Blasen als solchem aufregend?
Da ich unbeschnitten bin, stehe ich drauf, wenn an meiner Vorhaut gelutscht oder sogar herumgeknabbert wird. Es ist auch wichtig, dass die Eier in einen guten Blowjob eingebunden, sprich massiert werden.

Dein bis dato denkwürdigster Blowjob ...
... war nicht der Blowjob als solcher, sondern der Mann, der ihn gegeben hat. Dieser Typ war total versessen aufs Blasen. Er hatte eine Wahnsinnstechnik, eine geil versaute Sprache und hat mir eine Ladung nach der anderen abgezapft.

Mal einen Blowjob-Unfall erlebt?
Einer meiner Ex-Freunde hat sich mal etwas zu sehr verausgabt. Statt nur zu gurgeln und zu würgen fing er auf einmal an zu kotzen. Glücklicherweise hat er meinen Schwanz vorher noch rechtzeitig ausgespuckt, sodass ich nichts abbekommen habe.

Was hältst du von der Fetischisierung von »Facials« (ins Gesicht spritzen) und Spermaschlucken?
Wohin ich am liebsten abspritze, kommt auf meine Stimmung an. Und auf den Partner. Er soll ja auch seinen Spaß haben. Wenn er mir vorher sagt, dass ich auf sein Gesicht kommen soll, dann tue ich genau das.

Wahr oder nicht wahr: »Es gibt zu wenig Schwanzlutscher in der schwulen Welt«?
Glaub mir, da draußen gibt es jede Menge Schwanzlutscher. Man muss nur herausfinden, wo sie sich verstecken.

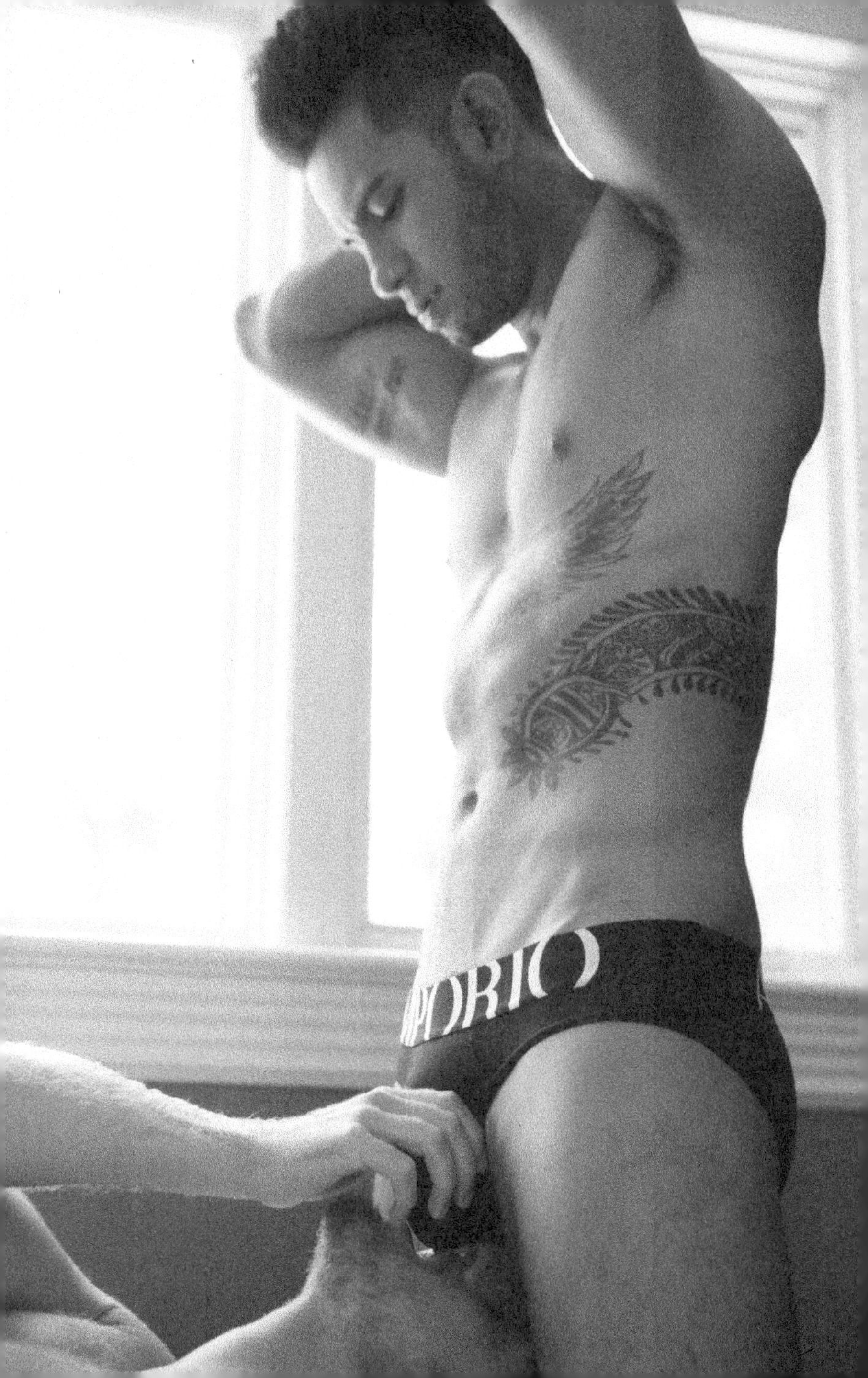

Bonusmaterial: Blowjob-Gimmicks für Geblasene

▼ Ein Loch für alle Fälle

Wer auch in der Wildnis oder auf Reisen nicht auf ein Glory Hole verzichten will, durch das er seinen Partnern den Schwanz entgegenschieben kann, kann über die gleichnamige Website ein »Glory Hole to go« bestellen. Man kann die Seite allerdings auch als Anleitung nutzen, um sich selbst eins zu bauen. Die simple Konstruktion aus einem Gestänge, an dem eine Stoffbahn mit Loch aufhängt wird, ist mit etwas handwerklichem Geschick schnell selbst gezimmert.

▼ Cockringe

Wie man den Cockring-Effekt mit den Fingern hinbekommt, hatten wir im »Equipment«-Kapitel, aber es geht nichts über das Original. Die Ringe (wahlweise aus Metall, Kunststoff oder Leder) werden an der Peniswurzel angelegt und verhindern bei einer Versteifung des Schwanzes das Zurückfließen des Blutes aus den Schwellkörpern. Dadurch wir die Latte besonders prall, dick und sensitiv. Gleichermaßen für dich und deinen Lover ein Gewinn. Länger als eine Stunde sollte ein Cockring aber nicht drauf bleiben.

▼ Handycam

Ein Gimmick, das heutzutage so gut wie jeder am Mann hat, ist die Videokamera im Smartphone. Damit kann man spontan und unkompliziert kleine Privatpornos drehen. Ob nur für den Heimgebrauch, oder um sie in einschlägigen Videoportalen in der Kategorie »Amateurs« hochzuladen, kannst du ja entscheiden, wann das Ding im Kasten ist. In jedem Fall wird sich dein Aktivpartner doppelt ins Zeug legen, sobald ihn erst mal das gestrenge Auge der Handycam

> ***Ein »Glory Hole to go« ist mit etwas Geschick schnell selbst gezimmert.***

ins Visier nimmt. Ein Hinweis allerdings: Wenn dein Lover beim Sex nicht gefilmt werden will, respektiere das bitte. Und wenn du das Video tatsächlich im Internet hochlädst, sprich es vorher mit ihm ab.

▼ Tattoos & Piercings

Es erfordert den unbedingten Willen und einen gewissen Wagemut, aber wer sich tatsächlich entschließt, seinen Schwanz tätowieren zu lassen, kann sich des ewigen Respekts der schwulen Welt sicher sein. Auch wenn so ein Tattoo nach dem Abheilen nichts am Gefühl beim Blasen ändert, verändert es doch die Blowjob-Erfahrung in ihrer Gesamtheit. Allein deshalb, weil neue Interessentenkreise erschlossen werden. Das Gleiche gilt für Piercings wie Prinz Alberts oder Ampallangs (quer durch die Eichel). Bei letzteren muss man aufpassen, dass sie keine Kanten haben, an denen sich der Bläser Verletztungen im Rachen zuzieht.

Schwanz-Tattoos ändern nicht das Blasgefühl, aber den Blowjob an sich.

▼ Gürtel, Krawatten, Halsbänder

Schlipsträger schwören drauf, Pet Player, die ihre Bläser an der Leine Gassi führen, sowieso. Das Prinzip Zügelanlegen behinhaltet nichts anderes, als dass man dem Lover einen »Zügel« in den Nacken legt, an dem man ihn zunächst vorsichtig, wenn's funktioniert mit etwas mehr Kraft auf die eigene Latte drückt. Achtung: Bitte keine Schlingen um den Hals legen! Die Gefahr von Unfällen ist zu groß.

▼ Wasser marsch!

Blasen und Wassersport lassen sich gut verbinden. Wer nicht auf Pisse, aber auf Rumsauen steht, kann das große Planschen mit Wasser oder Getränken eröffnen. Dem Bläser von oben in den Mund spucken, ihn anrotzen oder komplett duschen ... Alles geht, wenn man ungehemmt ist und bestenfalls ein abwischbares Umfeld wählt.

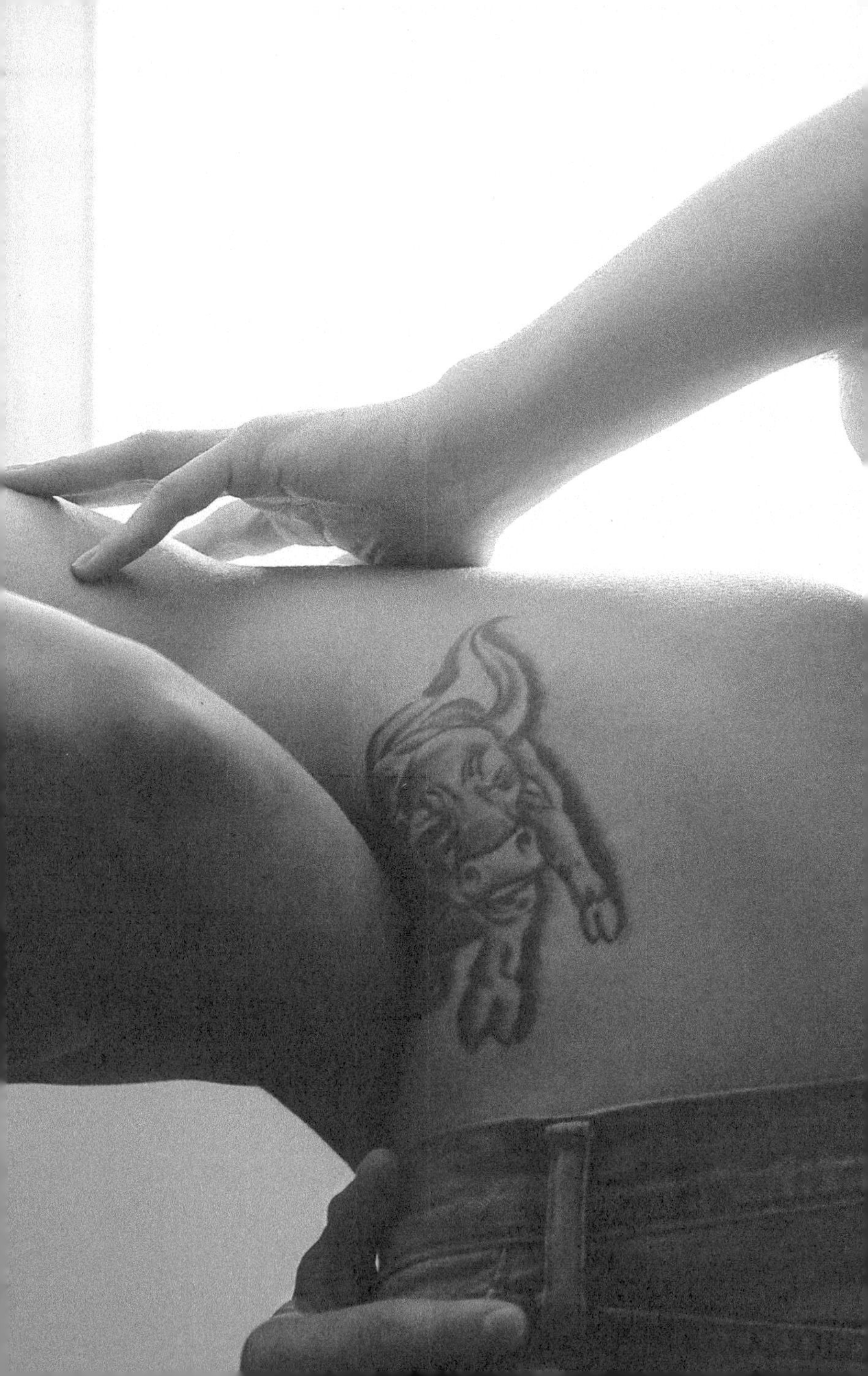

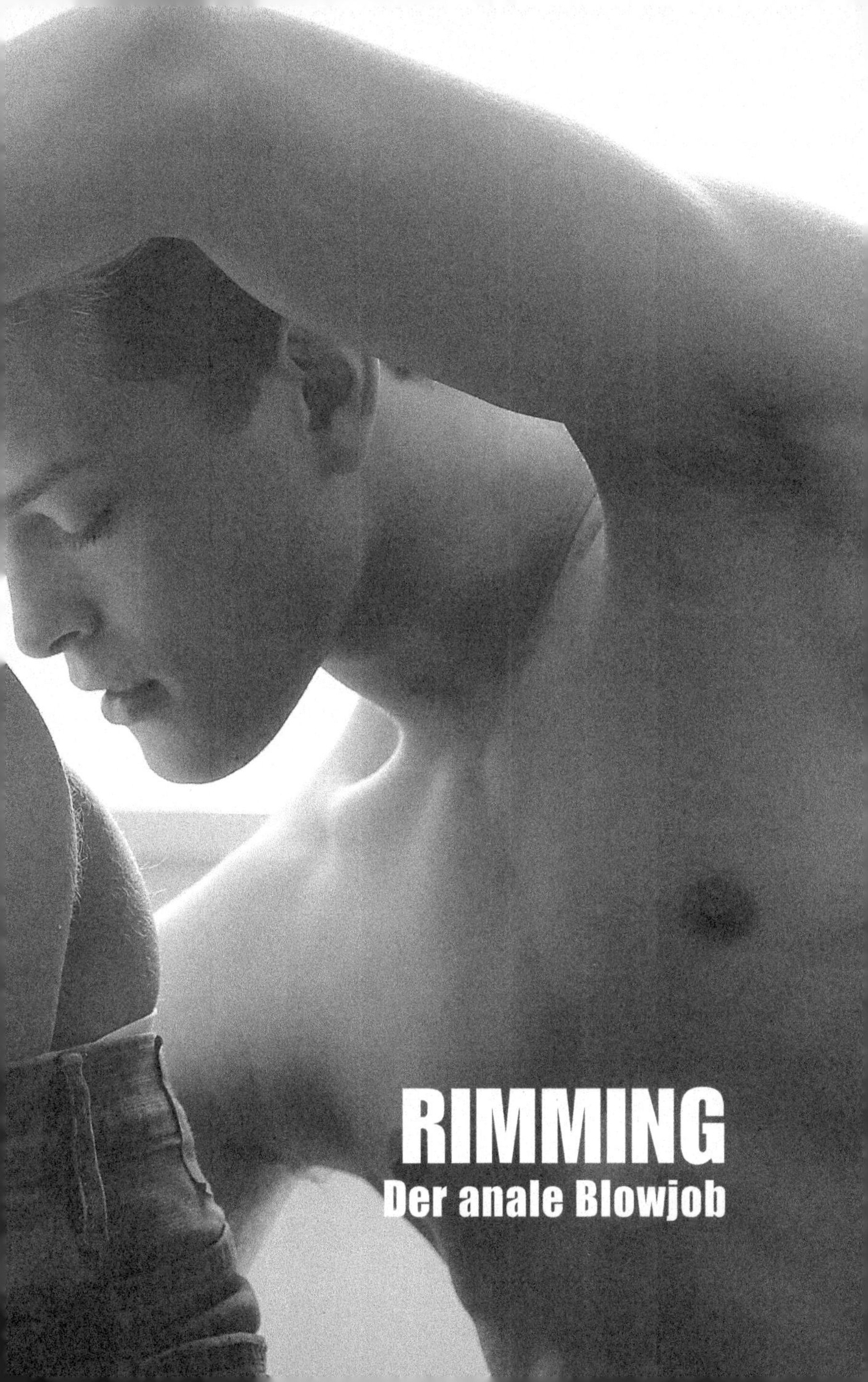
RIMMING
Der anale Blowjob

Rimming

Vom Blowjob zum Rimjob

Ich wurde ein bisschen schief angeguckt, als ich bei ersten Besprechungen zu diesem Buch erzählt habe, dass ich auch ein Rimming-Kapitel darin unterbringen will. Dabei ist es doch eigentlich ganz einleuchtend, oder? Nicht nur ist der Rimjob eine konsequente Fortsetzung des Blowjobs, er nimmt auch einen wichtigen Platz in der Palette der Möglichkeiten beim Oralverkehr ein – und darf damit in einem Buch, das den Untertitel »Mehr Spaß beim Oralsex« trägt, auf keinen Fall fehlen. So viel zur Erklärung, und nun zum Wesentlichen.

Arschlecken ist zugegebenermaßen eine ganz andere Betätigung als Schwänzelutschen. Hier geht es nicht um Fassungsvermögen, Würgereiz oder Maulaufreißen, vielmehr geht es um geschickte Handarbeit und ein noch geschickteres Einsetzen von Zunge, Unterlippe und gegebenenfalls der Nase. Es ist ganz gut, dass dieses Kapitel aus den festen Kategorien »Aktiv« und »Passiv« herausgelöst ist. Denn auch wenn die Zuschreibungen denen beim Blowjob entsprechen (aktiv ist der, der rimmt, passiv ist der, der gerimmt wird) kehren sich die Funktionen der Akteure an diesem Punkt häufig um. Nicht zuletzt deshalb, weil Rimming in aller Regel eine Vorbereitung aufs Arschficken ist, wo so mancher Blowjob-Passivschwanz zum Arschfick-Aktivschwanz avanciert. Ansonsten lässt sich die Dramaturgie einer Rim-Session für gewöhnlich in folgende Abschnitte unterteilen.

Abschnitt 1 – Vorarbeit: Ärsche sind unterschiedlich, also geht jedem Rimjob die Erfassung der Lage voran. Hat man es mit einer tiefen Arschkerbe mit üppigen Pobacken zu tun oder mit einem knochigen Modell, bei dem sich die Rosette schon beim Beinespreizen zeigt? Solche anatomischen Gegebenheiten bestimmen, wie gut man mit dem Mund dahin kommt, wo man hinwill: zum Analschließmuskel.

Abschnitt 2 – Auflecken: Die Hände beidseitig auf die Arschbacken legen, die Daumen in die Ritze klemmen und diese auf Höhe des Ringmuskels auseinanderziehen. Nun mit gespitzter Zunge vorstoßen und erst von oben nach unten durch die Kerbe lecken. Danach widmest du dich der Rosette. Die kreisenden Zungenbewegung vom aktiven Blowjob dienen nun dem Nachzeichnen des Ringmuskels mit der Zungenspitze. Das geht so lange, bis sich der Partner dran gewöhnt hat. Dann: Zungenspitze tiefer ins Loch schieben! Dann noch mal von vorne – bis alles schön feucht und das Loch aufgeleckt ist.

Abschnitt 3 – Vortasten: Zeigefinger so weit es geht ins Loch schieben. Vergewissere dich, ob es deinem Partner gefällt. Dann schieb den Finger langsam vor und zurück. Hinweis: Gut geschnittene Fingernägel ohne spitze Kanten haben, um Verletzungen zu vermeiden!

Abschnitt 4 – Eintauchen: Nach der Fingerübung wirst du den Ringmuskel weiter auseinanderziehen können als anfangs. So hat deine Zunge die Chance, an den empfindlichen Schleimhäuten des Enddarms zu rotieren. Du kannst also voll in den Rimjob eintauchen.

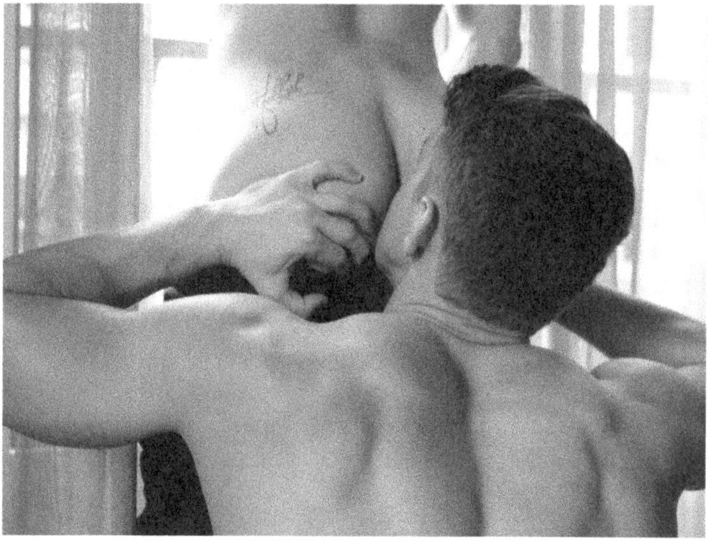

Arschlecken deluxe – fünf Rim-Tipps

▼ Anilingus & Co.

»Ani« wie »Anus«, »lingus« wie »lecken« – so setzt sich der lateinische Fachausdruck fürs Arschlecken zusammen. Der Anilingus ist in gewisser Weise der große Bruder des Cunnilingus. Dass letzteres für die meisten Leser dieses Buches nicht von Interesse sein dürfte, heißt nicht, dass man sich nicht ein paar Dinge bei Muschileckern abgucken könnte. Drei Cunni-Tipps, die auch dem Anus nutzen.

Das Training: Ein guter Rimjob ist noch viel mehr von einer beweglichen und flinken Zunge abhängig als der (aktive) Blowjob. Man sollte dafür also die Zunge trainieren. Das geht mit Rausstreckübungen vor dem Spiegel, indem man Pfirsiche entkernt und das Loch ausschlabbert, es geht auch mit »Lick this«-Apps, bei denen man vom Smartphone Aufgaben bekommt, nach denen man die Oberfläche des Touchscreens ablecken muss. Wortwörtlich Geschmackssache!

Taschenspielertricks: Es ist ein altes Geheimnis von Mösenleckern und ihren Partnerinnen, dass die Halsmuskeln bei erlahmender Zunge ein erstklassiger Ersatz sind. »Häh?«, fragt man da zunächst, um dann zu erkennen: Klar, wenn man nicht die Zunge in alle Richtungen schnellen lassen will, dann kann man sie auch einfach nur ins gewünschte Loch tauchen und den Kopf hin und her wackeln lassen. Besonders wenn der Partner ohnehin schon in Wallung ist, ist der Effekt dabei ganz ähnlich wie bei Zungenakrobatik.

Geduld: Dass Frauen beim Sex zimperlicher sind als Männer, ist ein albernes Gerücht, aber wenn man sich mit ihnen unterhält, sind sie auf jeden Fall empfindsamer. Besonders wenn es um das Auslecken ihrer Scheide geht. Von daher kommt auch kein Cunnilingus-Ratgeber ohne Ermahnung zu Geduld, Zärtlichkeit und Vorsicht aus. Diese Tugenden sollte man aufs Arschlecken allein deshalb anwenden, um sich zu vergegenwärtigen, dass der Schließmuskel und seine Hinterwelt dann doch sehr viel empfindlicher sind, als es ein Schwanz ist.

▼ Sauberkeit

Scheiße, verdammte! Um die Frage nach der Kacke kommt man bei allem, was mit analen Freuden zu tun hat, einfach nicht herum. Obwohl sie eigentlich so schnell beantwortet ist: Indem der Passive einigermaßen bei sich und leidlich frisch ist, reduziert sich die Gefahr, dass der Aktive sprichwörtlich mit der Nase in der Scheiße wühlt, ganz erheblich. In bestimmten Situationen ist es somit eine Frage der Fairness, vom passiven Arschlecken Abstand zu nehmen. Und zwar:

- Wenn man merkt, man muss jeden Moment einen abseilen.
- Wenn man sich länger als einen Tag nicht den Po gewaschen hat.
- Wenn man Durchfall hat.
- Wenn man krankheits- oder situationsbedingt Probleme mit sogenanntem Schmierstuhl hat (häufig eine Folge von Hämmorrhoiden, die durch Abwischen des Hinterns mit Klopapier überprüft oder durch Bremsspuren in der Unterhose erkannt werden kann).

Diejenigen, die auf Scat (also Kotspiele) stehen, seien darum gebeten, nicht damit anzufangen, wenn sie sich nicht vorher mit dem Partner darauf geeinigt haben. Es ist Fakt, dass diese Vorliebe nicht so enorm verbreitet ist, deshalb ist die Wahrscheinlichkeit, dass der andere auf ein braunes Wunder mit Entsetzen reagiert, ungleich höher, als dass er sich drüber freut. Solche Überraschungen also Männern vorbehalten, von denen du weißt, dass sie sie schätzen. Für planmäßige oder erwartbare Rim-Sessions gelten für Passive derweil:

Dass der Aktive mit der Nase in der Scheiße wühlt, lässt sich verhindern.

- Arschdusche besorgen und zwei Stunden vorm Lecken spülen.
- Sollte vorher doch Stuhlgang stattfinden, mit feuchtem Klopapier wischen und mindestens zwei Stunden bis zum Lecken warten.
- Wenn du dich unsauber fühlst, ab aufs Klo oder unter die Dusche.
- Nicht mit übervollem Magen daten. Zumal es schwerfällig macht.

▼ Safer Rimming

Für den, der geleckt wird, ist Arschlecken eine relativ sichere Angelegenheit, für den anderen bestehen eher Infektionsgefahren. Wobei auch hier die Kenntnis des eigenen Gesundheitszustands und das Einhalten hygienischer Mindeststandards Unglücke verhindern können. Das größte Risiko sind beim Rimmen Infektionen mit Hepatitis A und B, weil diese Viren relativ schnell auch durch winzige Kontakte mit Kot übertragen werden. Aber: Gegen Hepatitis A und B kann man impfen. Also schließ die Infektionsgefahr einfach dadurch aus, dass du es tust. Ansonsten: Immer den Blicktest machen! Wenn im Analbereich Pickelchen, Schwellungen oder Geschwüre sichtbar sind, lieber mit dem Partner sprechen. Vielleicht hat er sich einen Tripper, Herpes, Syphilis oder Feigwarzen zugezogen und weiß es selber noch gar nicht. Ich weiß, dass es peinlich und ungeil kommt, einen Rimjob abzubrechen, weil man solche Vermutungen hat. Aber ganz ehrlich: Du bist es dir selbst, deinen Nachfolgern und auch dem Partner schuldig, einen solchen Verdacht zu äußern. Sonst bist am Ende nicht nur du selbst, sondern möglicherweise auch viele andere die Leidtragenden. Denn die genannten Krankheiten werden bei Direktkontakt mit ihren äußeren Merkmalen (also Pickelchen, Schwellungen und Geschwüren) auch beim Arschlecken übertragen.

Rimjobs abzubrechen ist peinlich und ungeil, aber ggf. bist du es dir schuldig.

Zum Thema HIV: Die Übertragung des HI-Virus ist beim Rimmen unwarhscheinlich, solange kein Blut fließt. Solltest du dennoch weder dem Blicktest noch der Ehrlichkeit des Partners noch deiner eigenen Aufklärung vertrauen, kannst du Lecktücher benutzen (auch »Dental Dam«, weil sie in der Zahnmedizin zum Einsatz kommen). Das sind sehr dünne, äußerst dehnbare Latextücher, die übers Arschloch bzw. vor den Mund gespannt werden und den Direktkontakt von Schleimhäuten verhindern. Sehr speziell, aber das fand man in der Prä-Kondom-Ära bei Gummis auch. Wenn du dich also mit Dam sicherer fühlst, warum nicht?

▼ Techniken

Welche Zungenschläge beim Rimmen gut kommen, muss man individuell ausprobieren, aber um keine Vorliebe unbefriedigt zu lassen, sollten die gängigen Techniken angetestet werden. Hier kommen sie!

Stichprobe: Erst mal gucken, wie tief man kommt. Damit fängt es an. Heißt: Zunge spitzen und ins Loch tauchen, so weit es geht. Danach kannst du dich im Vor- und Zurückmodus zum Zungenfick steigern oder auf Tauchstation bleiben und mit dem Rest weitermachen.

Kreisen: Als Vorspiel mit der Zungenspitze um den Schließmuskel zu kreisen, ist eine Sache, es an den Schleimhäuten des Enddarms zu tun, eine andere. Konzentration und Einfühlungsvermögen sind gefragt. Vergewissere dich von Zeit zu Zeit des Wohlwollens deiner Lover.

Pingpong: Wenn sein Schließmuskel sich entspannt hat und mit den Daumen auseinanderziehen lässt, kannst du deine Zunge wie einen Pingpong-Ball von einer Anusseite zur anderen schnellen lassen. Ob von rechts nach links oder von oben nach unten – alles ist erlaubt.

Slalom: Einmal von oben nach unten durch die Arschkerbe lecken ist dem Rimming-Einstieg und der beiderseitigen Entspannung zwischendurch dienlich und kann zum Leck-Slalom ausgebaut werden.

Saugen: Beim Lecken den Anus ins Visier der Lippen nehmen und wie beim Küssen dran saugen – auf keinen Fall unversucht lassen!

▼ Stutzen & kappen

Auch Aktiv-Rimmer müssen sich pflegen. Wichtiger Punkt dabei: Bärte. Nicht jeder steht auf das Pieksen von Stoppeln in der empfindlichen Analregion. Auch Reibeisenhaut infolge von nachwachsenden Haaren kann Reizungen verursachen. Im Zweifelsfall musst du stutzen. Und noch mal: Die Nägel müssen kurz, sauber und ohne Risse und Kanten sein, bevor deine Finger eine Arschhöhle entern.

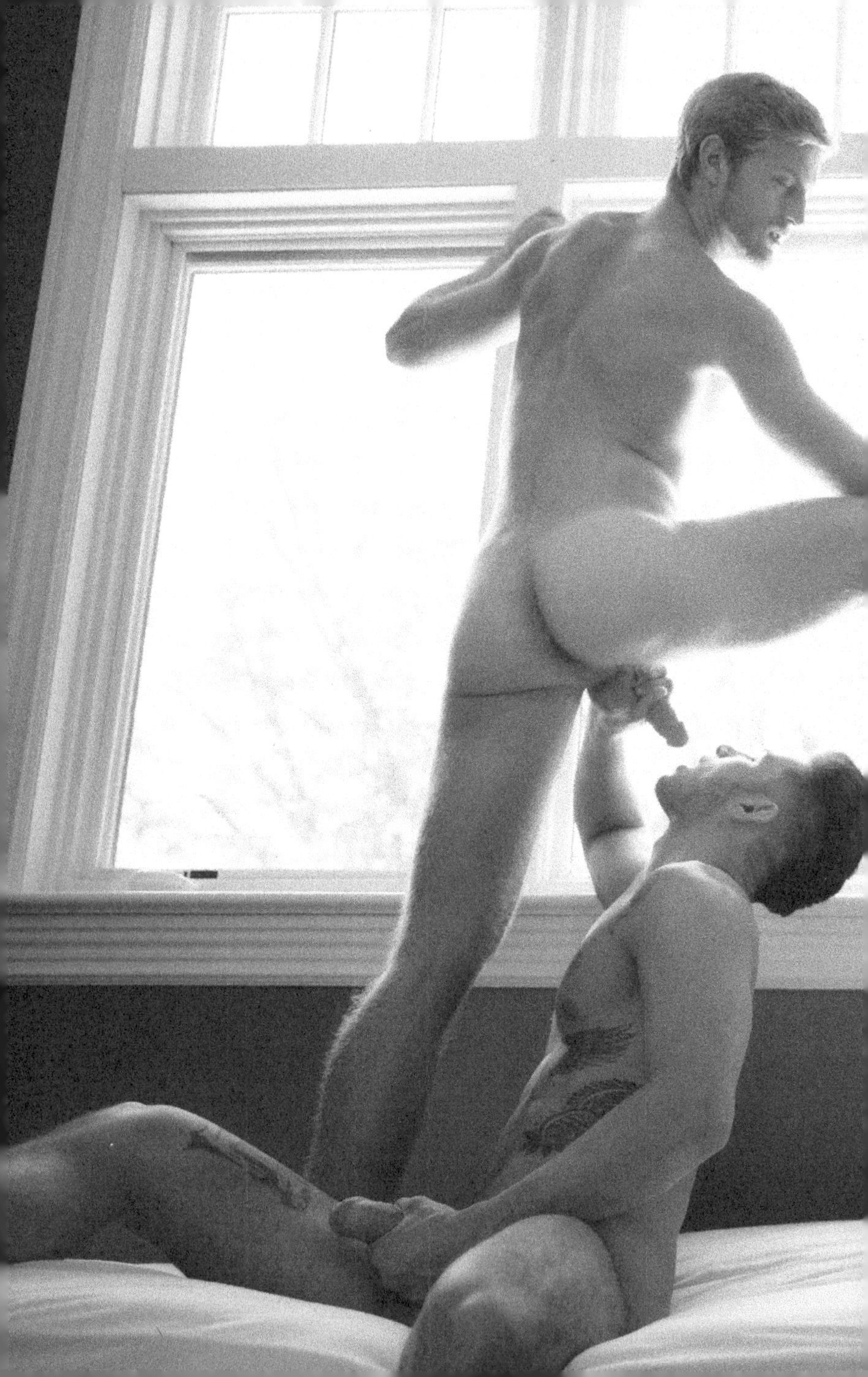

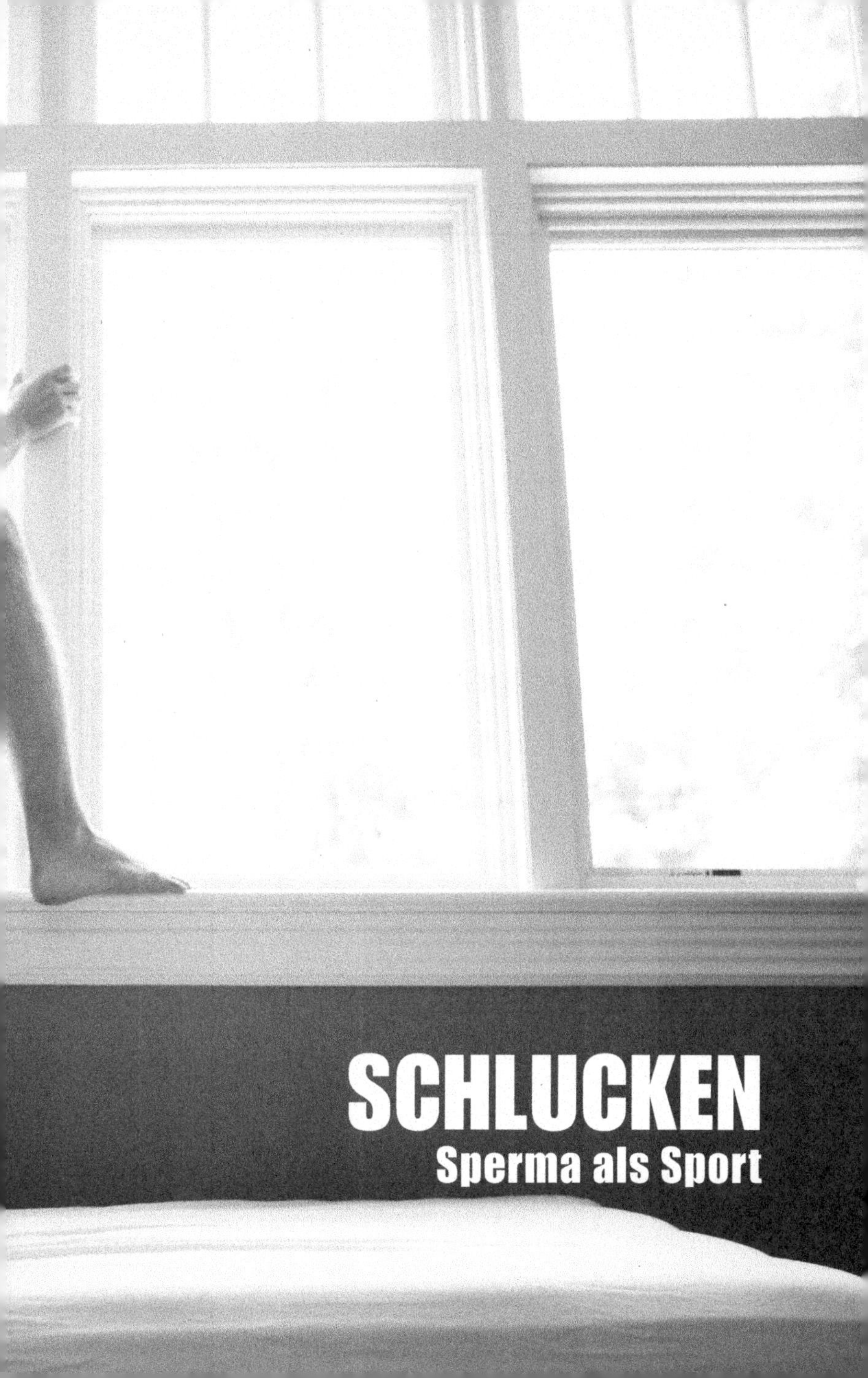
SCHLUCKEN
Sperma als Sport

Schluckimpfung – Betrachtung eines Phänomens

Als ich kürzlich mit einem Freund über den neuen Sperma-Hype sprach, kam mir die Frage über die Lippen: »Wann hat das mit der Schluckerei eigentlich wieder angefangen?«

Seine Antwort: »Ach weißte: Eigentlich hat es nie aufgehört.«

Zur Erklärung: Ich gehöre mit meinen Mitte 30 einer Generation an, die in dem Bewusstsein aufwuchs, dass Spermaschlucken ganz übel ist, weil man sich dabei mit HIV infizieren kann. Also ließ man es bleiben. In meinem Fall gilt das auch in Beziehungen. Wir haben uns ins Gesicht gewichst und das Zeug verschmiert, wir haben auch den eigenen Saft vom Körper des anderen geleckt, aber mit geöffnetem Mund und herausgestreckter Zunge habe ich nie vor meinen in Richtung Orgasmus hechelnden Liebhabern gekniet. Das hat vielleicht auch damit zu tun, dass ich immer mit Leuten zusammen war, mit denen ich mich relativ bald darauf einigte, dass Monogamie eine Illusion ist. Und wenn doch mal was ins Maul spritzte, hab ich halt schell ausgespuckt und nachgespült. Fertig, aus! Dem Verzehr von Sperma im großen Stil schob diese Herangehensweise von vornherein den Riegel vor. Vielleicht hat mich das davor bewahrt, einen Heißhunger auf das Zeug zu entwickeln.

Der oben erwähnte Freund wiederum ist fünfzehn Jahre älter als ich. Er hatte sein Coming-out, kurz bevor die Aids-Krise die schwule Szene in Schreckstarre versetzte, und kennt noch die Zeit davor. Ende der Neunziger infizierte er sich selbst. Da gab es schon Therapien. Wirklich schlimme gesundheitliche Probleme hat er wegen seiner HIV-Infektion nie gehabt. Dafür kam sein Sexleben nach der Diagnose für ein paar Monate zum Erliegen. Er wusste nicht, wie er unbefangen mit anderen Männern Sex haben sollte. Die Angst, das Virus weiterzugeben, konnten ihm auch Kondome nicht nehmen.

Aber die Zeit heilt Wunden. Mit der Zeit ließ die Angst nach, er ging wieder auf die Piste und entdeckte irgendwann die Welt der Positiven-Partys für sich. Während ich also noch in dem Bewusstsein durch Dates und Darkrooms tobte, Schlucken würde kaum jemand machen, war er schon wieder munter dabei.

Damit zur Gegenwart: Im Zuge der medizinischen Gewissheit, dass gut therapierte HIV-Positive unter der Nachweisgrenze nicht mehr infektiös sind, und vor allem im Zuge der Etablierung von PrEP (Prä-Expositions-Prophilaxe = Tablettentherapie für Negative mit HIV-Medikamenten zwecks Immunisierung) ist nicht nur das Ficken ohne Kondom wieder gesellschaftsfähiger geworden, auch die Lust am Schlucken ist von den Positiven-Partys zurück in den Mainstream gerutscht. Abgesehen davon, dass mir nach ein bisschen Nachdenken sogar selbst ein paar Situationen einfallen, bei denen mir Kerle im Darkroom einen geblasen haben, die meine pflichtbewusste Ankündigung »Ich komme!« nicht zum Anlass nahmen, meinen Schwanz auszuspucken, sondern um die Hände in meine Arschbacken zu krallen und sich für den Moment des Abspritzens extra fest auf mich zu stöpseln. Mit einem Typen ist mir das sogar zweimal passiert. Die Methode war wohl seine Masche. Beim zweiten Mal hab ich ihn erst wiedererkannt, als er sich ihrer bediente. Beim ersten Mal hatte ich noch versucht, mit ihm zu diskutieren, diesmal meinte ich nur »Du willst das so, ja?«. Er nickte und entschwand.

Warum ich das erzähle? Um meine Vorbehalte beim Thema Schlucken zu veranschaulichen. Letztendlich ist das Risiko, sich mit HIV oder Sonstigem zu infizieren, beim Spermaschlürfen zwar nicht so hoch wie beim Ficken ohne Gummi, aber trotzdem gegeben. Zumal man nie genau weiß, ob jemand unter der Nachweisgrenze oder auf PrEP ist. Bevor ich also auf die Spermarituale der Schluckspechte eingehe, möchte ich noch mal darauf hinweisen, dass sie der unsafeste Teil des Blasvergnügens sind. Wer keine Infektionen herausfordern will, möge die Alternativen bedenken, die ich allen Praktiken anfüge. Das gilt nicht nur für HIV-Negative. Man kann sich durchs Schlucken ja auch Syphilis, Chlamydien und Tripper zuziehen.

Sieben Cum-Play-Techniken, sieben Alternativen

▼ Schlucken

Anfangs finden's viele eklig, wer es häufiger tut, gewöhnt sich dran: Spermaschlucken in der Standardform – im anglophilen Dating-Zeitalter auch unter dem englischen Begriff »Swallowing« verbreitet. Vom Deep-Throat-Absaften direkt in die Kehle bis zur Schießbuden-Variante mit dem offenen Mund als Zielscheibe kann man munter variieren. Wer es wirklich macht, weil Geschmack und Konsistenz ihn antörnen, wird es immer wieder tun (dann möge er sich nach Möglichkeit nichtinfektiöse Partner suchen), wer meint, sich überwinden zu müssen, um cool zu sein oder dazuzugehören, möge sich vergegenwärtigen, dass guter Sex nicht aus Gruppenzwang, sondern aus Selbstbestimmtheit heraus entsteht.
Alternative: siehe Eigensamen-Rolle

▼ Schneeballsystem

Das sogenannte »Snowballing« bezeichnet eine Technik, bei der sich der aktive Bläser erst in den Mund spritzen lässt und den Samen anschließend in den Mund des Partners zurückspuckt. Der ihn dann wieder zurückgibt. Und noch mal wiederbekommt. Und so weiter. Die Zuneigungssymbolik dieses Spielchens liegt auf der Hand.
Alternative: Wer sagt eigentlich, dass es unbedingt Sperma sein muss? Eigentlich nur diejenigen, die der Samenflüssigkeit eine mythische Bedeutung überhelfen, die sich aus Manneskraft, Verwegenheit und (am albernsten) »Natürlichkeit« speist. Das Kopfkino, das damit einhergeht, ist nachvollziehbar, aber überbewertet. Das Hin- und Herspucken mit Cola, Wasser, Bier oder (wenn es Körpersäfte sein müssen) Spucke und Pisse macht keinen Deut weniger Spaß.

▼ Felching

Um aus dem Arschloch des Partners Sperma zu saugen (so die Definition von Felching), muss man normalerweise erst mal ohne

Kondom darin abspritzen. Also eher eine Fick- als eine Blowjob-Disziplin. Eine Rimming-Variante ist es aber auf jeden Fall, also gehört sie auch hierher. Abgesehen davon, dass manche Experten auch in Gläser wichsen, um die gesammelte Sauce dann per Spritze in ein Arschloch zu versenken, aus dem sie es anschließend saugen können.

Alternative: Die Sexindustrie schläft nicht. So gibt es verschiedene Produzenten von weißem, dickflüssigen Gleitgel, dessen Konsistenz der von Sperma ähnelt. Zum Beispiel »Load« von Mister B.

▼ Gokkun

Es mutet ein bisschen an wie eine Mutprobe aus der Teenagerzeit, aber es ist ein nachturnbares Pornogenre aus Japan: So viele Kerle wie möglich wichsen in ein Glas, und einer muss es austrinken. Kekswichsen für Fortgeschrittene quasi. Da es für Privatpersonen organisatorisch recht knifflig ist, so viele Männer auf einem Haufen zu versammeln, dass sie ein komplettes Glas mit Sperma füllen, wird in diesem Zusammenhang auch auf das langfristige Einfrieren und Wiederauftauen von Samenflüssigkeit zurückgegriffen. Das macht das Ganze nicht unbedingt frischer, aber es führt direkt zur Alternativ-Variante.

Alternative: Mythen hin oder her - wenn bei einer Disziplin schon mittels Einfrieren geschummelt wird, dann kann man auch den eigenen Saft frosten. Beim Trinken macht das keinen Unterschied.

▼ Eigensamen-Rolle

Wer davon träumt, Sperma in den Mund gespritzt zu bekommen, kann bei sich selbst anfangen. Mit ein bisschen Willen und Gelenkigkeit schaffen es die meisten, in die Kerze zu gehen, um dann die Beine nach vorne zu klappen und sich in einer Art unfertiger Rückwärtsrolle einen zu scheuern. Das Ziel ist klar: sich selbst in den Mund spritzen. Eine etwas wackelige und unbequeme Angelegenheit zwar, aber sie hat immerhin den Charme der frisch gezapften Spermafütterung. Dass sie in diesem Fall zwangsläufig erst mit bzw. nach

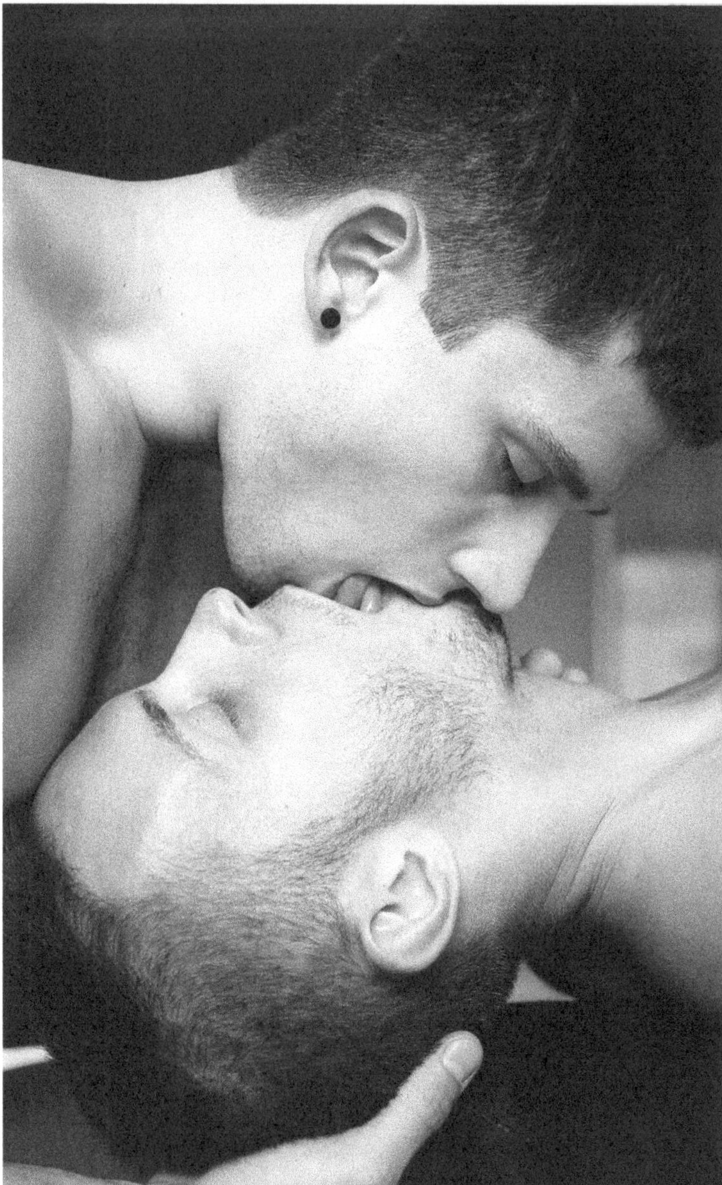

dem Abspritzen erfolgt, unterzieht deine Affinität fürs Swallowing einer postorgasmischen Nüchternheitsprüfung.
Alternative: Eigentlich in diesem Fall unnötig, aber auf den Bauch wichsen, abwischen und Finger ablecken geht natürlich auch.

▼ Kettenreaktion

Wenn einer kommt, freut sich der Zweite ... Und der Dritte ... Und der Vierte ... Und so weiter. Das Prinzip des »Cum Swapping« (Sperma-Tauschen) ist eine Gruppensex-Variante des Snowballings. Nach dem guten alten Stille-Post-Prinzip wird der Saft von Mund zu Mund weitergegeben, was zu einem sakralen Ritual ausarten kann. Besonders, wenn es im Sadomaso-Kontext einen Meister gibt. Wieder so ein Psycho-Kick-Ding, das mit der Genträgerfunktion der Spermien kokettiert.
Alternative: Die Faszination für das Ritual lässt sich sicher auch mit dem Besuch eines kirchlichen Abendmahls stillen. Pardon, kleiner Scherz. Ansonsten wie beim Schneeballsystem: Auch Bier, Cola und Pisse kann man swappen.

▼ Sperma-Doping

Ginseng, der chinesischen Wolfsbeere (Goji) und Knoblauch sagt man nach, sie würden die Spermaproduktion ankurbeln und damit für besonders reichhaltige Abspritzereien sorgen. Ob das stimmt? Unwichtig, Hauptsache, man glaubt dran. Tun viele nicht, deshalb hat die amerikanische Naturmedikamente-Industrie Tabletten entwickelt, die mit eindeutigen Namen wie Volume Pills oder Spermomax größere »Ladungen« versprechen. Der schwule Pornostar Spencer Quest attestierte einem Präparat namens Jaculex gar: »Es wirkt nicht nur. Es wirkt Wunder.« Mag ja sein. Aber dann soll in dem Zusammenhang bitte keiner mehr mit »Natürlichkeit« ankommen.
Alternative: Ganz doof und langweilig einfach mal eine Woche nicht abspritzen. In dem Fall sagt die größere Menge des Spermas dann auch wirklich etwas über die Intensität des Orgasmus aus.

Mund zu – das Wort zum Schluss

Blasen, Rimmen, Schlucken! Aktiv, passiv, theoretisch! Damit sind alle Spektren oraler Vergnügungen abgedeckt, und wir können ausschwärmen, um das Gelernte in den Schlafzimmern, Cruising-Areas und Sexclubs dieser Welt anzuwenden. Nun werden einige sagen, sie hätten gern noch mehr erfahren. Zum Beispiel über die orale Doppelpenetration. Oder über Pissspiele. Oder über Länder, in denen Blasen verboten ist. Um darauf in Folge zu antworten: Doppelpenetration mag zwar mit einem höheren Schwierigkeitsgrad und vor allem mit einem höheren Koordinierungsaufwand verbunden sein, aber sie unterliegt letztlich den gleichen Regeln wie der Einfach-Blowjob. Man muss ihm kein eigenes Kapitel widmen. Was die Pissspiele angeht, kamen sie am Rande zur Sprache und sind aber ansonsten eher eine Kategorie für sich als eine wirkliche Oralsex-Variante. Und die Länder, in denen Blasen strafbar ist? Seit Singapur im Jahr 2007 sein Oralsexverbot aufgegeben hat, gibt es sie im umfassenden Sinne nicht mehr. Im engeren Sinne natürlich schon noch. Für Kerle. Denn in allen Ländern, in denen schwule Handlungen generell verboten sind, gilt dieses Verbot natürlich auch für Oralsex. Es gibt weltweit noch immer über siebzig dieser Länder. Die meisten von ihnen liegen im afrikanischen und vorderasiatischen Raum, die drakonischsten Strafen (Tod) verhängen Nigeria, Brunei und der Iran. Es würde ein bisschen weit führen, ein Buch über Blowjobs als Gradmesser für die Rechte der schwulen Weltbevölkerung anzulegen, deshalb bin ich der Meinung, dies ist nicht der Ort, um solche Themen in Breite zu diskutieren. Man kann sie allerdings als Ausgangspunkt nehmen, um sich die eigene Privilegiertheit vor Augen zu führen. Es ist ein großes Glück, dass wir uns zumindest in den Teilen der Welt, in denen diese Zeilen verbreitet werden, in so hedonistischer und im besten Sinne schamloser Form mit einer sexuellen Genusspraktik wie Blasen beschäftigen können. Und dass am Ende trotzdem noch Fragen offen bleiben. Und dass wir uns trauen, sie zu stellen. Oder sie uns selbst zu beantworten. In den Schlafzimmern, Cruising-Areas und Sexclubs dieser Welt. Der Kreis schließt sich. Ich wünsche viel Spaß und Erfolg beim Blowjobben!

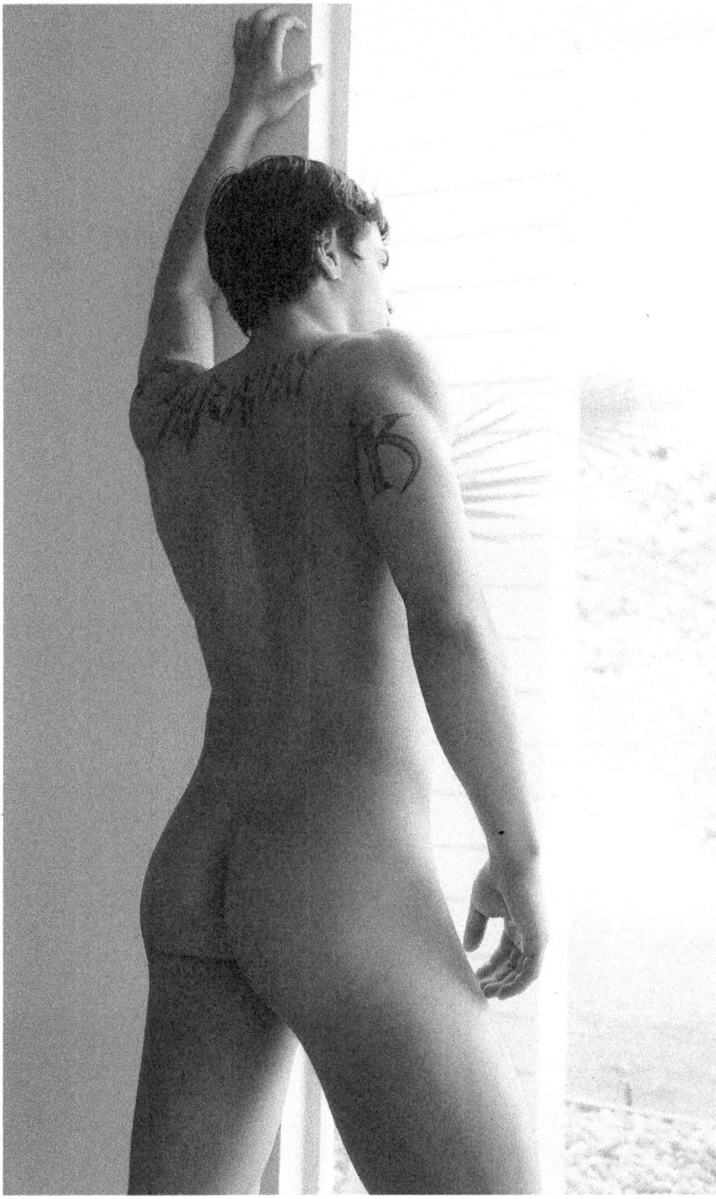

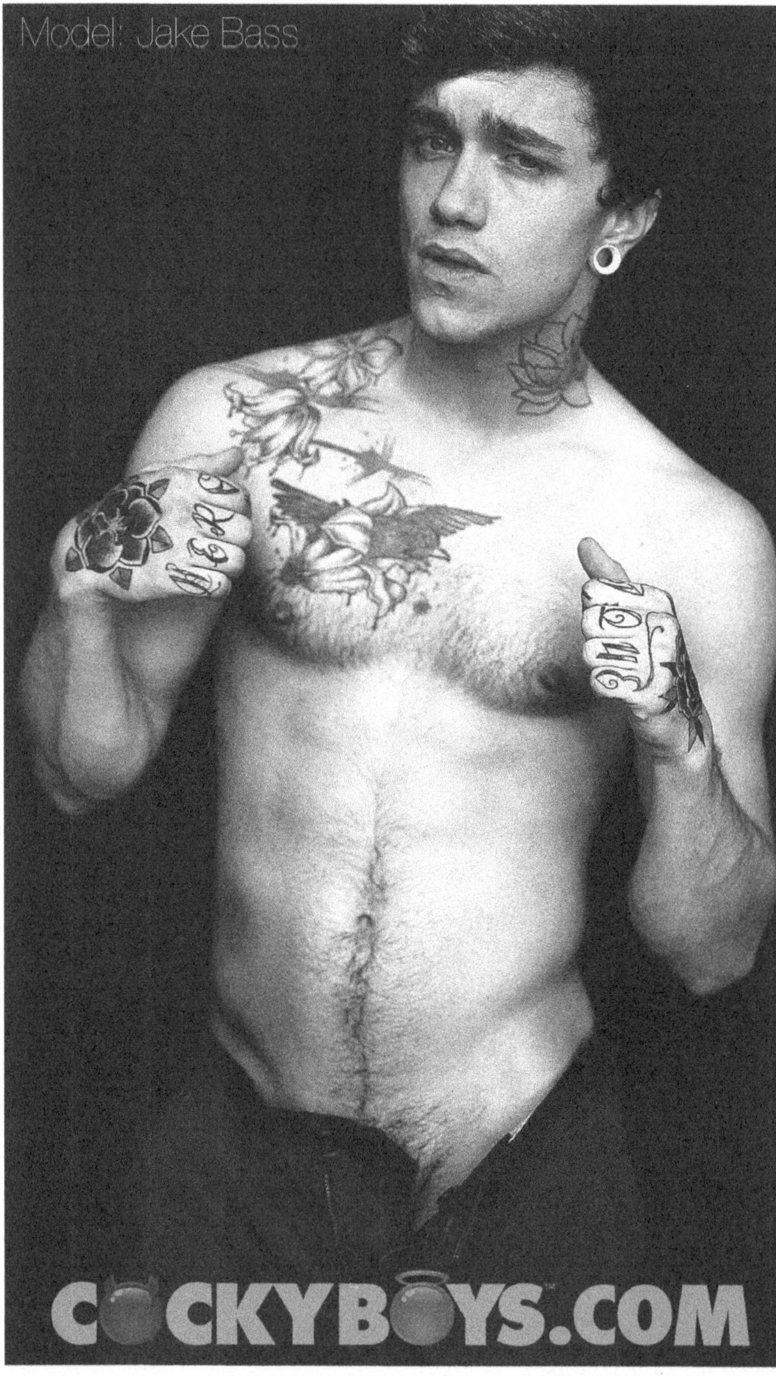
Model: Jake Bass
COCKYBOYS.COM